Kupferschmidt | Seuchen. 100 Seiten

✳ Reclam 100 Seiten ✳

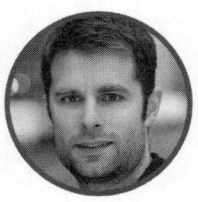

KAI KUPFERSCHMIDT, geb. 1982, lebt und
arbeitet als freier Journalist in Berlin.

Kai Kupferschmidt

Seuchen. 100 Seiten

Reclam

2018 Philipp Reclam jun. GmbH & Co. KG,
Siemensstraße 32, 71254 Ditzingen
Umschlaggestaltung: zero-media.net
Umschlagabbildung: FinePic®
Infografiken (S. 11, 74 f.): Infographics Group GmbH
Bildnachweis: S. 49 Kai Kupferschmidt; Autorenfoto: Julian Laiding
Einige Passagen wurden vom Autor in ähnlicher Form
bereits in der *Süddeutschen Zeitung* veröffentlicht.
Druck und Bindung: Canon Deutschland Business Services GmbH,
Siemensstraße 32, 71254 Ditzingen
Printed in Germany 2018
RECLAM ist eine eingetragene Marke
der Philipp Reclam jun. GmbH & Co. KG, Stuttgart
ISBN 978-3-15-020447-4

Auch als E-Book erhältlich

www.reclam.de

Für mehr Informationen zur 100-Seiten-Reihe:
www.reclam.de/100Seiten

Inhalt

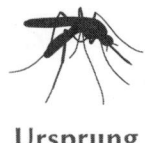

Ursprung

Jean Dolo lehnt auf seiner Schaufel. Die obere Hälfte seines Overalls hat der junge Mann heruntergekrempelt, die Ärmel vor seiner Hüfte verknotet. Es ist schwül und der Schweiß läuft die muskulösen Arme herunter.

> »Und doch treffen Pest und Krieg die Menschen immer unvorbereitet.«
> Albert Camus, *Die Pest*

Dolo war Taxifahrer, bevor das Virus kam. Aber Taxis braucht in Liberia gerade kaum jemand. Darum arbeitet Dolo jetzt auf dem Friedhof. Er gräbt tiefe Löcher in die rote Erde, darin verschwinden Junge, Alte, Kinder, Mütter, Väter. Die Männer hier arbeiten in zwei Schichten. Morgens hebt ein Team zwei Gräber aus, abends hebt ein Team zwei Gräber aus. »Das war das erste Grab«, sagt Dolo und deutet auf eine Ecke des Friedhofs. »Dann kam das zweite, das dritte, das vierte.«

Inzwischen sind es über hundert.

Es ist November 2014. Ich schreite die Gräber entlang und das erste Mal, seit ich in Liberia bin, trifft mich das volle Ausmaß dessen, was hier passiert. An jedem Grab ist ein kleines Holzschild aufgestellt. Unter dem Namen steht »Sonnenaufgang« und dann das Geburtsjahr: 1949, 1987, 2014, 1970. Daneben steht

»Sonnenuntergang«: November 2014, November 2014, November 2014, November 2014.

Das ist es, was das Wort »Seuche« bedeutet, denke ich. All diese Menschen, mit ihren Erinnerungen, ihren Träumen, all diese Geschichten, jede mit ihrem eigenen Anfang – und dann kommt eine Krankheit und schreibt für jeden das gleiche Ende, wieder und wieder, wie ein gelangweilter Drehbuchautor.

Und das hier ist nur ein Friedhof von vielen. Seit Ebola ausgebrochen ist, sind in Westafrika zahlreiche Stätten wie diese entstanden. In der Hauptstadt Monrovia musste die Hilfsorganisation Ärzte ohne Grenzen gar ein Krematorium bauen.

Wie konnte das passieren? Wo ist die Seuche hergekommen?

Sobald der Ebola-Ausbruch erkannt wurde, haben Forscher begonnen, den Ursprung zu erforschen. Sie haben sich eine traurige Geschichte nach der anderen angehört, die Krankheitsfälle zeitlich geordnet und so den Weg des Virus zurückverfolgt, von einer Ansteckung zur vorigen, bis sie dort angekommen sind, wo vermutlich alles begann: In Meliandou, einem Dorf in Guinea, wenige Kilometer entfernt von der Grenze nach Liberia und der nach Sierra Leone. Im Dezember 2013 erkrankt dort ein zwei Jahre alter Junge und stirbt. Er ist wohl der erste, der Patient Null. Dann stirbt seine Schwester, drei Jahre alt, dann die Mutter, dann die Großmutter. Der Ausbruch hat begonnen.

Alles, was folgt, Quarantäne und Krematorium, Ärzte in Raumanzügen, geschlossene Grenzen, Sondersendungen im Fernsehen und eine Sondersitzung der Vereinten Nationen, das Leid, die Angst, die Trauer, der Zorn, das alles beginnt dort. Aber warum? Wie hat sich der Junge infiziert? Wo kam der Erreger her? Was steht am Anfang dieser Seuchen, die so unvermittelt über uns hereinbrechen, die Angst und Schrecken verbreiten und Taxifahrer zu Totengräbern machen?

Der Moment, in dem sich für Anthony Fauci alles ändert, ist unscheinbar: Der Arzt und Forscher sitzt in seinem Büro in Bethesda, einer kleinen Stadt nahe der US-Hauptstadt Washington DC und liest einen Bericht der Seuchenschutzbehörde CDC. Es ist der 3. Juli 1981.

Ein paar Wochen zuvor hatte das CDC schon einmal eine Mitteilung geschickt: Fünf Männer in Los Angeles waren an einer seltenen Form der Lungenentzündung erkrankt, verursacht durch einen Pilz namens *Pneumocystis jirovecii*. Fauci war das komisch vorgekommen. Infektionen mit dem Erreger sind selten, denn ein gesundes Immunsystem kann ihn normalerweise abwehren. Fünf Menschen, die alle an dieser seltenen Krankheit leiden? »Ich dachte: das ist seltsam, aber habe nicht weiter darüber nachgedacht«, erinnert sich Fauci 35 Jahre später.

Am 3. Juli hält er einen zweiten Bericht in den Händen: Inzwischen sind 15 Männer an dem Pilz erkrankt. Insgesamt 26 Männer zeigen Symptome, die auf ein geschwächtes Immunsystem hindeuten. Und noch ein Detail steht in dem Bericht: Alle Männer sind schwul. »Da habe ich Gänsehaut bekommen«, sagt Fauci. »Ich habe gedacht: Das ist eine neue Krankheit.«

Es beginnt fast immer so: Mit einer ungewöhnlichen Beobachtung, einer Häufung von Kranken mit seltsamen Symptomen. Das ist das Warnzeichen, ein Signal im Grundrauschen der Millionen Menschen, die jeden Tag überall auf der Welt krank werden.

Manchmal ist es nichts weiter. Nur ein Zufall oder ein kleiner Ausbruch. Manchmal ist es der Beginn einer Seuche, die hunderte oder tausende Menschen tötet.

Im Sommer 1981 war es mehr. Es waren die ersten beschriebenen Fälle der Immunschwäche Aids. In den vergangenen hundert Jahren sind zahlreiche tödliche Krankheiten entdeckt worden: Ebola, Sars, Legionellen. Aber keiner dieser Erreger hat so viel Leid verursacht und die Welt so stark verändert, wie HIV, das Virus, das Aids auslöst. Bis heute hat die Krankheit 35 Millionen Menschen getötet. Noch einmal so viele tragen den Erreger in sich.

Ich besuche Fauci im November 2016. Sein Büro in Bethesda liegt am Ende eines langen Flurs im sechsten Stock des *National Institute of Allergy and Infectious Diseases*. Das Forschungsinstitut hat ein Budget von mehr als fünf Milliarden Euro, es ist der größte staatliche Geldgeber in der Aids-Forschung. Im Vorraum von Faucis Büro hängen zahlreiche Fotos: Fauci mit Präsident Barack Obama, Fauci mit Präsident George W. Bush, Fauci mit Präsident Bill Clinton. Fauci leitet das Institut seit mehr als 30 Jahren. Als ich ihn treffe, ist er 75 Jahre alt und noch immer einer der wichtigsten und mächtigsten HIV-Forscher der Welt.

Doch wenn Fauci über die frühen Jahre der Aids-Epidemie spricht, dann redet er vor allem über seine eigene Ohnmacht. Der Forscher entschied sich noch im Sommer 1981, seine Arbeit ganz der neuen Krankheit zu widmen. Um daran forschen zu können, holte er die schwerkranken Patienten ins Institut. Doch er konnte ihnen kaum helfen. Fauci hatte vorher an seltenen Autoimmunerkrankungen geforscht, neue Therapien entwickelt, die ehemals tödliche Krankheiten beherrschbar machten. »Ich war es gewohnt, dass meine Patienten überleben«, sagt Fauci. Doch in den frühen Jahren der Aids-Epidemie lebten Patienten im Schnitt nur noch etwa eineinhalb Jahre nach der Diagnose. »Das waren die dunkelsten Jahre meiner Karriere, meines Lebens.« Eine Krankheit war scheinbar aus dem Nichts aufgetaucht und jetzt tötete sie junge Männer auf grausame Weise.

Doch die Krankheit kam nicht aus dem Nichts.

Als Fauci 1981 den ersten Bericht über die Krankheit liest, ist sie keineswegs neu. Sie hat sich damals bereits mehr als 80 Jahre lang ausgebreitet, ohne dass Ärzte oder Forscher davon etwas mitbekommen haben. Die Vorgeschichte im Verborgenen zu entschlüsseln, ist eine wichtige Aufgabe der Forschung, denn nur so lässt sich verstehen, warum manche Erreger schreckliche Seuchen auslösen. Im Fall von HIV haben Forscher die Vorgeschichte in mühsamer Detektivarbeit im Detail rekonstruiert. Aber schon Jahre vor den ersten Berichten über Patienten mit einer Immunschwäche hatte eine andere Krankheit Forschern erste Hinweise gegeben, wo sie suchen müssen: Im Tierreich. Die Geschichte spielt in Deutschland.

»Affenseuche«

Im August 1967 herrscht in Hessen Ausnahmezustand. Kurz hintereinander werden mehrere Menschen in Marburg und in Frankfurt mit dramatischen Symptomen ins Krankenhaus eingeliefert. Sie leiden unter Kopfschmerzen, Fieber, Übelkeit und Durchfall, manche bluten bald aus allen Körperöffnungen. Die Ärzte können die Ursache nicht finden. Die üblichen Verdächtigen, Bakterien wie Salmonellen oder Shigellen: Fehlanzeige. Und vielen Patienten geht es immer schlechter. Einige sterben schon am Tag nachdem sie eingeliefert werden. Eine Ärztin und eine Krankenpflegerin stecken sich bei den Patienten an, es wird eine strenge Quarantäne für die Infizierten angeordnet. Die Zeitungen berichten über die mysteriöse Seuche, und es herrscht Angst. »Das war hochdramatisch«, erinnert sich Werner Slencka, der damals an der Universität Marburg forschte. »Wenn wir morgens die Sirene eines Krankenwagens hörten, sagten wir: Vielleicht gibt es schon wieder einen Fall.«

Selbst den Wissenschaftlern, die begonnen haben, nach dem Erreger zu suchen, wird die Situation zu heikel. Die Arbeiten werden eingestellt. (Für weitere Untersuchungen werden Proben nach England und in die USA geschickt. Eine Probe landet auch in Moskau, wo Forscher später versuchen werden, daraus eine Biowaffe zu entwickeln.)

Und dann ist Ende September plötzlich alles vorbei. 32 Menschen sind erkrankt, sieben von ihnen gestorben. Aber es gibt keine neuen Fälle mehr. Einige Forscher nehmen ihre Arbeit an der Ergründung der mysteriösen Krankheit wieder auf, darunter auch Werner Slenczka. Bevor die Arbeiten unterbrochen wurden, hatten Wissenschaftler festgestellt, dass sich Meerschweinchen mit dem Blut von erkrankten Menschen infizieren ließen. Solche Experimente sind wichtig, um im Labor eine Krankheit untersuchen zu können. Slenczka kann nun das Gewebe von infizierten Meerschweinchen mit dem gesunder Meerschweinchen vergleichen. Er hofft, dabei die Ursache der neuen Seuche zu finden.

Die Auslöser einer Infektionskrankheit können ganz unterschiedlich aussehen. Forscher teilen sie in fünf Klassen ein:

Eine besonders vielfältige Klasse sind **Parasiten**. Zu ihnen zählen winzige Lebewesen, Einzeller wie der Erreger der Malaria oder der Schlafkrankheit, ebenso wie Würmer, die mehrere Meter lang werden können. So erreicht ein ausgewachsener Schweinebandwurm bis zu sieben Meter. Auch wenn Wurmerkrankungen in Europa selten sind, spielen sie weltweit eine große Rolle. Hunderte Millionen Menschen tragen Spulwürmer, Fadenwürmer oder Pärchenegel in sich.

Auch **Pilze** können Krankheiten verursachen. Am bekanntesten ist der Fußpilz, bei dem Fadenpilze die Zehenzwischenräume besiedeln. Doch es gibt auch weit gefährlichere Krankheiten, bei denen die Pilze nicht außen auf der Hautoberfläche bleiben, sondern in den Körper gelangen und dort die Organe befallen. Diese Infektionen treten meist bei Menschen auf, deren Abwehrkräfte bereits geschwächt sind und können zum Tod führen, etwa die Lungenentzündungen durch den Pilz *Pneumocystis jirovecii*, die Anthony Fauci 1981 stutzig gemacht hatten. Noch gefährlicher ist ein Pilz namens *Cryptococcus neoformans*. Er tötet jedes Jahr mehr als eine halbe Million Aids-Patienten.

Eine weitere Klasse von Krankheitserregern wurde erst in den 80er-Jahren nachgewiesen: **Prionen**. Dabei handelt es sich nicht um Lebewesen, sondern um infektiöse Eiweißpartikel (das Wort Prion ist aus den englischen Wörtern für Eiweiß – protein – und infektiös – infectious – zusammengesetzt). Es gibt nur eine Handvoll menschliche Krankheiten, die auf diese Erreger zurückgeführt werden. Dazu gehören Kuru, eine seltene Krankheit, die auf Papua-Neuguinea im Zusammenhang mit Kannibalismus auftrat, und die Creutzfeldt-Jakob-Krankheit, die unter anderem durch BSE-verseuchtes Rindfleisch übertragen werden kann.

Die meisten Krankheiten werden beim Menschen aber von zwei anderen Klassen von Erregern ausgelöst: Bakterien und Viren.

Bakterien sind einfach aufgebaute Einzeller, die keinen Zellkern haben. Es gibt sie in allen möglichen Formen: kugelrund, stäbchenförmig oder korkenzieherförmig. Manche benötigen zum Überleben Sauerstoff, für andere ist er ein tödliches Gift. Die meisten von ihnen leben frei in der Natur. Nur ein kleiner Teil von ihnen siedelt etwa auf der Haut oder im Darm des Menschen. Von diesen sind die meisten nicht schädlich, häufig erfüllen sie sogar wichtige Funktionen. Nur einige wenige Bakterien sind Krankheitserreger. Sie verursachen unter anderem Tuberkulose, Cholera und die Pest.

Viren sind Meisterwerke des Minimalismus, winzige Pakete, die aus kaum mehr bestehen als ein wenig Erbsubstanz und einer Hülle. Selbstständig können sie sich nicht vermehren. Wenn sie einen Menschen infizieren, schleusen sie ihr Erbgut in die Zelle ein und kapern diese. Die Zelle vermehrt das Virus und setzt zahllose Kopien frei, die weitere Zellen infizieren. Zu den Krankheiten, die von Viren ausgelöst werden, gehören zum Beispiel Pocken, Polio, Herpes, Aids, Mumps, Masern und die Grippe.

Bei dem mysteriösen Erreger in Marburg kommen die Forscher schnell einem Virus auf die Spur. Slenczka entdeckt in den Zellen infizierter Meerschweinchen kleine Körperchen, die auf ein Virus hindeuten. Er schickt die Proben nach Hamburg an das Bernhard-Nocht-Institut und den Forschern dort gelingt es, den Erreger unter dem Elektronenmikroskop zu sehen: ein kleines fadenförmiges Virus. Es erhält den Namen Marburgvirus. Die Welt hat einen Schrecken mehr.

Doch woher kommt der Erreger? Eine Gemeinsamkeit war den Ärzten früh aufgefallen: Die Patienten in Marburg hatten alle bei den Behringwerken gearbeitet, einem Pharmaunternehmen. Die Patienten in Frankfurt hatten beim Paul-Ehrlich-Institut gearbeitet, der Behörde, die in Deutschland Impfstoffe kontrolliert. Sie alle hatten Kontakt gehabt mit dem Blut und den Zellen von Grünen Meerkatzen, Affen, die aus Uganda importiert worden waren. In der Boulevardpresse ist deshalb schnell von der »Affenseuche« die Rede. Eigentlich sollten die Tiere helfen, Krankheiten zu bekämpfen. In Zellen aus ihren Nieren wurde das Poliovirus vermehrt, ein wichtiger Schritt in der Herstellung des Impfstoffes. Doch nun hatten die Tiere eine bislang unbekannte Krankheit aus den Wäldern Afrikas nach Deutschland geschleppt.

Das Reservoir

Die Forscher in Marburg und Frankfurt gingen nach heutigen Maßstäben schockierend leichtfertig mit den Tieren um. Sie trugen weder Handschuhe noch einen Gesichtsschutz. Heute wäre das undenkbar, denn Forscher wissen, dass das Marburgvirus keine Ausnahme ist. Im Gegenteil. Die meisten Krankheiten werden von Tieren auf den Menschen übertragen.

Im Süden Chinas übertragen Wasservögel immer wieder gefährliche Grippeerreger auf den Menschen. Das Sars-Virus, das Anfang des Jahrtausends auf der ganzen Welt Schlagzeilen machte und mehr als 700 Menschen tötete, war vermutlich von Schleichkatzen auf den Menschen übertragen worden. In den USA erkranken jedes Jahr einige Menschen an Lepra, nachdem sie Kontakt mit Gürteltieren hatten. Hunde, aber auch Füchse, Frettchen oder Katzen können das Tollwutvirus tragen. Menschen können an Affenpocken, Rindertuberkulose, der Papageienkrankheit oder Pferdeenzephalomyelitis erkranken. Forscher nennen diese Krankheiten Zoonosen. Die Tiere, die die Keime beherbergen, nennen sie das Reservoir. Häufig werden die Tiere selbst gar nicht krank, die Erreger schlummern in ihnen, bis sie eines Tages auf den Menschen überspringen und ihr tödliches Potenzial entfalten.

Doch waren die Affen wirklich das Reservoir für das Marburgvirus? Oder waren sie nur eine Brücke vom eigentlichen Reservoir zum Menschen? Die Geschichte der Infektionskrankheiten ist wie ein guter Krimi voller Verdächtiger und falscher Fährten. Um den Fall zu lösen, müssen Forscher vielen Spuren folgen. Und manchmal einfach warten. Acht Jahre lang passierte nach dem Ausbruch in Marburg nichts. Dann starb 1975 ein 20 Jahre alter Rucksacktourist aus Australien im Krankenhaus in Johannesburg am Marburgfieber. Seine Freundin und eine Krankenschwester erkrankten ebenfalls, überlebten aber. Forscher rekonstruierten die Route des jungen Mannes, der durch das heutige Zimbabwe gereist war, und fanden keinen Hinweis darauf, dass er mit Affen in Berührung gekommen war. In einigen seiner Unterkünfte habe es möglicherweise Fledermäuse gegeben, schrieben sie. Und während der gesamten Reise sei er von Mücken und anderen Insekten geplagt worden. Ihre Schlussfolgerung: Vermutlich hatten Insekten das Virus übertragen.

In den folgenden Jahren kam es hin und wieder zu Ausbrüchen von Marburg in Afrika. Und es verdichteten sich die Anzeichen dafür, dass die Krankheit doch nicht aus Insekten, son-

Stufenmodell nach Nathan Wolfe — und Jared Diamond

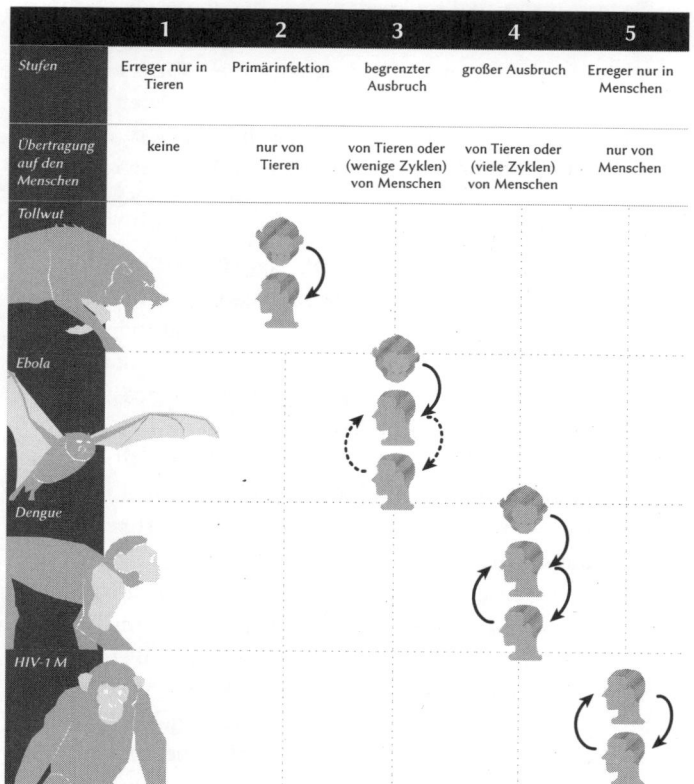

	1	2	3	4	5
Stufen	Erreger nur in Tieren	Primärinfektion	begrenzter Ausbruch	großer Ausbruch	Erreger nur in Menschen
Übertragung auf den Menschen	keine	nur von Tieren	von Tieren oder (wenige Zyklen) von Menschen	von Tieren oder (viele Zyklen) von Menschen	nur von Menschen
Tollwut					
Ebola					
Dengue					
HIV-1 M					

dern aus Fledermäusen stammen könnte. Dann erkrankten 2007 zwei Bergarbeiter, die in einer Mine in Uganda gearbeitet hatten. In der Mine lebte auch eine Kolonie von bis zu 100 000 Nilflughunden. (Flughunde sind eng verwandt mit Fledermäusen, und Biologen bezeichnen die beiden Gruppen zusammen als Fledertiere.) Forscher stiegen in die Mine herab und nahmen Proben von zahlreichen Tieren. Tatsächlich konnten sie das Virus aus mehreren von ihnen isolieren – und die Tiere schienen gesund zu sein. Der Fall war gelöst, das Reservoir gefunden. Die Affen, an denen sich Menschen in Marburg und Frankfurt angesteckt hatten, waren vermutlich von Fledertieren infiziert worden.

Der Ausbruch in Marburg war tragisch, aber er war schnell eingedämmt. Das liegt auch daran, dass der Erreger nicht auf den Menschen spezialisiert ist. Doch Viren und andere Erreger sind wandelbar und mit jeder Infektion erhöht sich die Chance, dass sich eine Krankheit an den Menschen anpasst und viel schneller und weiter ausbreitet.

Die Forscher Nathan Wolfe und Jared Diamond haben ein Stufenmodell entwickelt, das beschreibt, wie eine Krankheit vom Tier zum Menschen gelangt. Auf der untersten Stufe stehen Krankheiten, die zwar bei Tieren vorkommen, aber noch nie einen Menschen auf natürlichem Weg infiziert haben. Auf Stufe 2 stehen Erreger, die zwar hin und wieder von Tieren auf den Menschen übertragen werden, aber nicht von einem Menschen auf den nächsten. So sterben jedes Jahr viele Menschen an Tollwut, weil sie von infizierten Hunden gebissen werden, aber die erkrankten Menschen stecken keine anderen Menschen an. Stufe 3 sind Erreger, die vom Tier auf den Menschen springen können und dann auch von Mensch zu Mensch übertragen werden, aber in der Regel nur kleine Ausbrüche verursachen. Hierzu gehören die Affenpocken und auch das Marburgvirus.

Erreger der Stufe 4 können zwar auch vom Tier auf den Menschen übertragen werden, aber es finden auch große Ausbrüche statt, die allein vom Menschen getragen werden. Die oberste Stufe 5 sind schließlich Erreger, die nur noch beim Menschen vorkommen, große Seuchen wie Masern oder Pocken.

Doch wie gelangen Erreger von einer Stufe zur nächsten? Warum lösen manche Erreger Seuchen mit Millionen Toten aus, während andere nur hin und wieder einzelne Personen anstecken? Das ist eine der wichtigsten Fragen der Infektionsforschung. Sie ist für kein Virus so gut untersucht wie für HIV.

Der perfekte Sturm

Das Erbgut von HIV besteht aus weniger als 10 000 Basenpaaren. (Das menschliche Erbgut zum Vergleich ist aus etwa drei Milliarden Buchstaben aufgebaut.) Indem Forscher diese 10 000 Buchstaben entschlüsseln und die Sequenzen verschiedener Viren vergleichen, können sie genetische Gemeinsamkeiten und Unterschiede erkennen. Dabei zeigt sich, dass HIV nicht etwa ein Virus ist, sondern eine ganze Familie eng verwandter Viren. Forscher unterscheiden beim Menschen zwei Typen: HIV-1, das auf der ganzen Welt vorkommt und HIV-2, das nur in Teilen Westafrikas auftritt. Bei HIV-1 werden wiederum vier verschiedene Gruppen unterschieden: M, N, O und P.

Diese Viren kommen nur im Menschen vor, doch im Tierreich findet sich eine riesige Vielfalt ganz ähnlicher Viren.

Inzwischen haben Forscher in 40 verschiedenen Affenarten Viren nachgewiesen, die eng mit HIV verwandt sind. Als sie die Sequenzen dieser tierischen Viren mit denen des Menschen verglichen, machten sie eine überraschende Entdeckung: HIV-1 ist nicht etwa einmal vom Tier auf den Menschen gesprungen, sondern vier Mal. HIV-1 M und N stammen von Schimpansen und HIV-O und P von Gorillas. Noch erstaunlicher ist, wie unterschiedlich diese vier Viren sich ausgebreitet haben: HIV-1 N und P haben nur einige wenige Menschen auf der Welt infiziert, HIV-1 O dagegen etwa 100 000 Menschen, vor allem in Kamerun. Mit Abstand am erfolgreichsten war HIV-M. Das Virus hat 70 Millionen Menschen infiziert.

Ein Grund dafür, dass die meisten HIV-Varianten sich nicht so weit ausgebreitet haben, liegt im ständigen Kampf zwischen Mensch und Mikroben: Millionen Jahre der Evolution haben menschliche Zellen auf Angreifer wie HIV vorbereitet. Sie besitzen zahlreiche Verteidigungsmechanismen. Ein solcher Mechanismus ist das Eiweiß Tetherin, das es Viren erschwert, eine Zelle zu verlassen, um die nächste zu infizieren, indem es sie an der Zelle festklebt. Von den vier HIV-1-Stämmen hat nur HIV-1 M ein Eiweiß, das das menschliche Tetherin erfolgreich ausschaltet. Woher hat das Virus diesen Vorteil? Vermutlich spielt der Zufall dabei eine wichtige Rolle. Das Virus, das zu HIV-1 M wurde, hatte möglicherweise eine Erbgutsequenz, die es ihm leicht machte, im Menschen durch wenige weitere Änderungen so erfolgreich zu werden. Wäre der Erreger nicht auf einen Menschen übertragen worden, wäre dieses Potenzial wohl nie geweckt worden. Auch Viren müssen zur richtigen Zeit am rechten Ort sein, um erfolgreich zu werden. Und das gilt nicht nur für den Anfang.

Wissenschaftler gehen heute davon aus, dass HIV-1 M vor

mehr als 100 Jahren in der Grenzregion von Kamerun und dem Kongo vom Schimpansen auf den Menschen überging. Doch selbst dann hätte HIV eine seltene tropische Erkrankung bleiben können. Eine ganze Reihe an Schritten war nötig, bevor das Virus sich über die ganze Welt ausbreiten konnte. Zunächst musste das Virus aus dem abgelegenen Gebiet herauskommen, wo Mensch und Schimpanse eng zusammenlebten. Zu Beginn es 20. Jahrhunderts war die größte und wichtigste Stadt in Zentralafrika Leopoldville, die belgische Kolonialstadt, die heute Kinshasa heißt und Hauptstadt der Demokratischen Republik Kongo ist. Vermutlich wurde das Virus von einem oder mehreren infizierten Menschen den Sangha-Fluss entlang getragen und erreichte die Metropole gegen 1920.

Dort konnte sich das Virus dann ausbreiten. Womöglich kam ihm dabei eine Epidemie von Syphilis zur Hilfe, die in den 20ern in der Region herrschte. Denn zum einen erhöhen Geschlechtskrankheiten wie Syphilis das Risiko sich beim Sex auch mit HIV anzustecken. Zum anderen wurden damals in den Kliniken von Leopoldville zehntausende Menschen wegen Geschlechtskrankheiten behandelt. Dafür erhielten sie über Monate zahlreiche Spritzen. Zwischen Patienten wurden diese lediglich mit warmem Wasser abgewaschen, eine hervorragende Möglichkeit für das neue Virus, direkt vom Blut eines Menschen zum nächsten zu gelangen. Denn nur mit gründlicher Desinfektion kann das Virus von medizinischem Gerät wie Spritzen entfernt werden.

Auch das Sexualverhalten spielte eine Rolle. Viele der Menschen, die in den Kliniken behandelt wurden, waren sogenannte Femmes libres, Frauen, die jeweils einigen wenigen Klienten Essen, Gespräche und Sex boten und dafür eine Art festes Gehalt erhielten. Einige dieser Frauen, über verunreinigte Nadeln infiziert, könnten das Virus beim Sex an ihre Klienten weitergegeben haben. So vergrößerte sich der Kreis der Infizierten. Mit der Unabhängigkeit des Kongos 1960 änderte sich das Muster der Prostitution: die Bevölkerung von Kinshasa wuchs dramatisch an, Armut und Arbeitslosigkeit nahmen zu. Die Femmes libres wurden von Prostituierten verdrängt, die ihren Körper manchmal für wenige Pennies anboten und im Laufe eines Jahres hunderte verschiedene Freier trafen. Jetzt explodierte die Zahl der Infizierten im Kongo regelrecht und das Virus breitete sich von dort auf die ganze Welt aus. In den USA und in anderen Ländern traf es auf eine schwule Szene, die gerade aus den Schatten hervortrat und mit neuem Selbstbewusstsein die eigene Sexualität in Saunen und Clubs auslebte.

Es ist schwer zu sagen, welche dieser Faktoren entscheidend waren für den Erfolg von HIV, vermutlich haben alle eine Rolle gespielt. Jede große neue Krankheit, vom ersten Übertreten des Erregers auf den Menschen bis zur weltweiten Ausbreitung, ist die Folge zahlreicher kleiner Ereignisse und Zufälle. Es ist das Zusammenkommen von Biologie und Kultur, Geschichte und Psychologie, das einem Erreger die perfekten Bedingungen bietet – und für den Menschen die Katastrophe bedeuten kann.

So ist es in der Geschichte stets gewesen.

Vom Jäger zum Bauern

Schon als der Mensch vor zehntausenden Jahren in kleinen Gruppen von Jägern und Sammlern über die Erde streifte, dürfte er unter Infektionskrankheiten gelitten haben. Manche hatte er gewissermaßen von seinen Vorfahren geerbt, Krankheiten, die schon Primaten plagten, die kaum als Menschen zu erkennen waren. Mit anderen, tierischen Erregern infizierte er sich vermutlich ab und zu bei der Jagd oder bei der Zubereitung des Essens.

Doch vor etwa zehn- bis fünftausend Jahren änderte sich alles: Der Mensch wurde sesshaft. Historiker streiten sich noch immer über die Gründe dafür, aber inzwischen ist klar, dass das neben einigen positiven Auswirkungen auch katastrophale Konsequenzen hatte. Die Siedlungen wuchsen und wuchsen und die Ansammlung von immer mehr Menschen bot Krankheitserregern viel bessere Möglichkeiten, sich auszubreiten und sich auf Dauer im Menschen festzusetzen. Und die Nahrung der sesshaften Menschen wurde einseitiger, die wachsende Bevölkerung war anfällig für Keime aller Art. Zugleich führte die Domestizierung von Tieren zu engerem Kontakt zwischen Mensch und Vieh und erhöhte die Chancen, dass Erreger auf den Menschen überspringen. Viele der bekanntesten Seuchen dürften in dieser Zeit entstanden sein. Forscher nennen diesen Wandel darum auch den ersten epidemiologischen Übergang.

Heute gibt es zumindest für einen Teil der Weltbevölkerung sauberes Wasser, Impfstoffe und Antibiotika. Man könnte meinen, dass die Menschheit für Krankheitserreger weit weniger attraktiv ist. Doch tatsächlich warnen Forscher, dass Erreger aus der Tierwelt immer häufiger auf den Menschen überspringen und dass diese Ereignisse immer gefährlicher werden. Einer der wichtigsten Gründe dafür ist, dass Mensch und Tier sich immer näher kommen: Menschen dringen immer weiter in unberührte Lebensräume vor, in Städten leben sie enger mit Arten zusammen, die sich an diesen neuen Lebensraum angepasst haben und in der Landwirtschaft werden an immer mehr Orten Tiere in riesigen Zahlen gehalten.

Wir wissen heute, dass es ein ganzes, verborgenes Universum an Erregern gibt, die nur auf eine Chance lauern, sich im Menschen auszubreiten. Die meisten von ihnen versagen selbst dann, wenn sie den Sprung schaffen. Doch der eine, der erfolgreich ist, hat den Jackpot geknackt: Mehr als 7 Milliarden Menschen, die über den gesamten Planeten verteilt sind, die in riesigen Städten zusammenleben, und so mobil sind wie nie zuvor. Ein Erreger, der jemanden in Miami infiziert, kann am nächsten Tag in Mumbai, Melbourne oder München sein.

Es dauert ein paar Tage bis Fabian Leendertz von dem Baum erfährt. Die Welt weiß kaum zehn Tage von dem Ebola-Ausbruch in Westafrika, da sitzt der Tierarzt und Seuchenforscher bereits im Flugzeug nach Guinea. Leendertz arbeitet am Robert-Koch-Institut in Berlin, sein Schwerpunkt sind Krankheiten, die Menschenaffen bedrohen. Ebola steht an der Spitze. In Guinea will er mit einem Team von Wissenschaftlern untersuchen, ob es vor dem Ausbruch unter Menschen vielleicht zu einem Massensterben im Tierreich gekommen ist. Sind ungewöhnlich viele Schimpansen oder Antilopen gestorben? Hat das Virus sich in diesen Tieren vermehrt und ist erst danach auf den Menschen übergesprungen? Und lässt sich der Erreger vielleicht noch isolieren? Das sind die Fragen, die ihn beschäftigen.

Als Leendertz in Guinea ist, erfährt er, dass die Epidemiologen den Beginn des Ausbruchs lokalisiert haben. Er lässt einen Teil des Teams zurück und reist mit zwei Tierärzten und einer Anthropologin nach Meliandou, dorthin, wo alles begann. Es ist ein kleiner Ort, vielleicht zwei Dutzend Häuser. Und er ist isoliert. Niemand aus den Nachbardörfern kommt mehr her. Am

Rande des Dorfes steht ein leeres Haus. Hier hatte der zwei Jahre alte Junge mit seiner Familie gelebt. Der Junge, von dem die Forscher vermuten, er sei Patient Null. Jetzt sind alle tot.

Die Forscher wollen so viel wie möglich darüber herausfinden, wo sich der zwei Jahre alte Junge angesteckt haben könnte. Die Anthropologin beginnt mit den Einwohnern zu sprechen. Sie findet einen Jäger im Ort, einen älteren Mann. Er fängt vor allem Ratten und andere kleine Tiere, erzählt er. Wenn beim Ernten der Kokosnüsse ein Flughund im Baum hängt, wird der ebenfalls totgeschlagen und verspeist, sagen die Einwohner.

Leendertz und die anderen wollen Tiere fangen, um zu sehen, ob sie den Erreger tragen. Dafür heuern sie zwei Einheimische an, die sie zu einem hohlen Baum führen, in dem zahlreiche Fledermäuse leben. Als Leendertz fragt, ob es weitere Bäume wie diesen gibt, zögern sie erst. Dann erzählen sie von dem anderen Baum.

Es war ein großer Baum, in dem hunderte Fledermäuse lebten. Er stand nahe dem Haus von dem zweijährigen Jungen. Und es war ein beliebter Spielplatz für die Kinder. Die Stelle im Fluss, wo die Frauen sich waschen, ist nicht weit entfernt. Und wenn die Mütter dorthin gingen, blieben die Kinder oft hier und spielten. Als Leendertz zu der Stelle geht, findet er nur noch einen verkohlten Stumpf vor, die Erde drumherum kahl, wo die Kinder das Gras weggetrampelt haben.

Was genau mit dem Baum passiert ist, wird nicht klar: Ist ein Blitz eingeschlagen? Hat er bei dem Versuch, ein Honignest auszuräuchern, Feuer gefangen? Oder wurde er in Brand gesetzt, weil er mit der Seuche in Verbindung gebracht wurde? Klar ist nur, dass er an demselben Tag brennt, an dem das Radio warnt, man solle kein Buschfleisch essen und Kontakt mit Fledermäusen vermeiden.

Hat der größte Ebola-Ausbruch aller Zeiten dort begonnen? Mit der schicksalhaften Begegnung eines spielenden Jungen und einer Fledermaus? Wir wissen es nicht. Vermutlich werden wir es nie wissen. Aus Leendertz' Arbeit wird klar, dass es damals im Tierreich keinen großen Ebola-Ausbruch gegeben hat. Es hätte einer Menge Zufälle bedurft, dass ausgerechnet eine Fledermaus, die das Virus trägt, dieses irgendwie auf den spielenden Jungen überträgt. Aber die Geschichte jeder Seuche ist die Geschichte einer ganzen Reihe solcher Zufälle.

Wer heute das Wort Ebola bei Google eingibt, der findet auch Bilder dieses Baumstumpfs am Rande eines Dorfs in Guinea. Ob Ebola wirklich hier begann oder nicht, er ist ein passendes Symbol für das gefährliche Verhältnis von Mensch und Wildtier, ein Mahnmal an den Menschen, dass die Natur zu zerstören zu unserer eigenen Vernichtung führen kann.

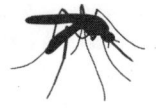

Ausbreitung

Im September 2014 überbieten sich Forscher in düsteren Progno-sen. In Westafrika wütet das Ebolavirus seit Monaten. Längst ist die Epidemie dort zum größten Ebola-Ausbruch aller Zeiten an-gewachsen. Und das CDC veröffentlicht eine schockierende Be-rechnung: Bis Ende Januar könnten im schlimmsten Fall 1,4 Mil-lionen Menschen erkrankt sein. Zeitungen auf der ganzen Welt heben die Zahl auf ihre Titelseite.

Die Vorhersage ist im Grunde recht simpel: Die Zahl der Kranken wächst damals exponentiell an. Alle zwei bis drei Wo-chen verdoppelt sie sich. Im September gibt es etwa 5000 Fälle. Wenn der Ausbruch so weiter geht wie bisher, dann werden dar-aus in wenigen Wochen 10 000, 20 000, 40 000 Fälle. Noch ein paar Wochen und es sind 80 000, 160 000, 320 000 Fälle. Bei exponentiellem Wachstum liegen zwischen einem großen Aus-bruch und der Apokalypse lediglich einige Wochen.

Und für manche ist die Katastrophe schon nicht mehr aufzu-halten. Ein deutscher Virologe lässt sich mit der Aussage zitieren, es sei zu spät, den Ausbruch noch zu kontrollieren. »Mit anderen Worten«, schreibt die Deutsche Welle damals, »das Virus wird mehr oder weniger jeden infizieren und die Hälfte der Bevölke-rung – insgesamt etwa 5 Millionen Menschen – könnten sterben.«

Die zweite Katastrophe

Seine Nachbarn nennen ihn nur *moun fou*, den Verrückten. Im Alter von 12 Jahren hat er angefangen, fremde Stimmen zu hören. Manchmal sieht er Dinge, die es nicht gibt. Inzwischen ist er 28 Jahre alt. Häufig läuft er nackt durch die Straßen von Mirebelais, der kleinen Stadt in Haiti, wo er lebt, manchmal springt er in den nahen Fluss und trinkt das Wasser.

Am 12. Oktober 2010 wird er plötzlich krank, leidet unter Schmerzen und schwerem Durchfall. Seine Familie versucht, ihn zu Hause zu pflegen, doch in weniger als 24 Stunden ist der junge Mann tot.

Möglicherweise ist er der erste. Möglicherweise ist er es nicht. Sicher ist: In den folgenden Tagen erkranken andere Menschen an ähnlichen Symptomen. Die Krankenhäuser füllen sich mit immer mehr Patienten. Proben werden an das Gesundheitslabor in der Hauptstadt Port-au-Prince geschickt und die Forscher dort isolieren den Erreger: ein kommaförmiges Bakterium mit einer einzelnen Geißel an einem Ende, einem winzigen Schwanz, mit dem der Erreger sich fortbewegen kann. Am 21. Oktober verkündet die Panamerikanische Gesundheitsorganisation (PAHO) der Welt die Nachricht: Die Patienten sind mit *Vibrio cholerae* infiziert. Die Cholera ist nach Haiti gekommen.

Es ist die zweite Katastrophe binnen weniger Monate, die die karibische Insel heimsucht. Am 12. Januar um kurz vor 17 Uhr hat ein Erdbeben eine Minute lang das Land erschüttert. Es war eine der gewaltigsten Naturkatastrophen der Moderne: Mehr als 300 000 Menschen sind gestorben, fast 2 Millionen haben ihr Zuhause verloren. Haiti ist eines der ärmsten Länder der Welt und litt schon vorher unter einer schwachen Infrastruktur. Nach dem Erdbeben sind Straßen und Brücken zerstört, Krankenhäuser, Schulen und Radiostationen liegen in Trümmern.

Nun kommt die Cholera. Und sie breitet sich rasant aus. Am 21. Oktober, neun Tage nachdem der 28 Jahre alte Mann krank geworden ist, zählen Ärzte bereits mehr als 3000 Kranke. Mitte November ist die Zahl der Infizierten auf mehr als 16 000 gestiegen, Anfang Dezember sind es 90 000 Fälle. (Bis heute sind etwa 800 000 Fälle gemeldet worden, mehr als 9000 Menschen sind gestorben.)

Einen so großen Ausbruch bezeichnen Forscher als Epidemie. Breitet sich ein Erreger gar über mehrere Kontinente aus, sprechen sie von einer Pandemie. *Vibrio cholerae* hat das in der Geschichte der Menschheit immer wieder getan, zuletzt in den 60er-Jahren. Von Indonesien aus breitete sich das Bakterium damals über Bangladesh, Indien und die Sowjetunion nach Afrika und Europa aus. Wissenschaftler nennen das die siebte Cholera-Pandemie. Sie hält bis heute an.

Der Ausbruch in Haiti erinnert daran, mit welcher Wucht ein Krankheitserreger auf eine unvorbereitete Bevölkerung trifft. Über viele Jahrtausende waren Epidemien neben Hunger und Krieg die größte Gefahr für Menschen. Manche Ausbrüche hatten apokalyptische Ausmaße. Als ein Heer von Ratten im 14. Jahrhundert den Schwarzen Tod in Europa verbreitete, brachten sie Verderben in einem Maß, wie es keine menschliche Armee je vermocht hätte. Die Krankheit tötete in wenigen Jahren zwischen einem Drittel und zwei Dritteln der Bevölkerung Europas. Als die Krankheit fast 300 Jahre später erneut auftauchte, wiederholte sich der Horror. In Süddeutschland starben etwa 15 Prozent der Bevölkerung. In der Schweiz starb jeder Vierte, im Norden Italiens jeder Dritte. Und es gab zahllose weitere Epidemien, ausgelöst durch andere Erreger. Sie töteten hunderte, tausende, manchmal Millionen Menschen. Sie hinterließen Trauer, Leid und die bange Frage, wie Krankheit und Tod derart wüten konnten.

Von Mythen zu Mikroben

Für den größten Teil der Menschheitsgeschichte wusste niemand, wie sich Infektionskrankheiten ausbreiten. Forscher kannten weder Viren noch Bakterien und entsprechend mysteriös schien es, wie die Pest oder die Cholera in kurzer Zeit so viele Menschen krank machen konnten. Bei manchen Leiden wie der Lepra war Menschen bereits aufgefallen, dass sie durch den Kontakt mit Kranken übertragen werden. Doch für die meisten anderen machten sie Hexen, Geister oder Götter verantwortlich. Diese mystischen Mächte straften den einen mit Krankheit und belohnten den anderen mit einem langen Leben.

Selbst die Wissenschaft hielt an mystisch anmutenden Erklärungen fest. So glaubten die meisten Forscher noch im 19. Jahrhundert, dass Krankheiten wie Cholera durch Miasmen ausgelöst werden, Ausdünstungen aus der Erde, die sich durch die Luft verbreiten. Verwesende Leichen, verrottende Pflanzen und Abwasser waren die Ursache dieser »atmosphärischen Verunreinigungen«. Dieser Glaube geht zurück auf den Vater der Medizin, den griechischen Arzt Hippokrates, und er hielt sich über Jahrtausende. Im Mittelalter glaubten viele Menschen, dass auch Kometen oder Naturkatastrophen die Luft verderben konnten. Die giftigen Düfte konnten in den Körper eindringen und sein Gleichgewicht stören. So trugen die Pestärzte im Mittelalter Masken mit einer Art »Schnabel«, in dem sich Kräuter befanden. Ihr Duft sollte vor den Ausdünstungen der Kranken schützen. (Der Gedanke, dass sich die Cholera durch üble Luft verbreitet, war nicht absurd. Schließlich stellten Menschen immer wieder fest, dass sich die Krankheit besonders da ausbreitete, wo Elend und Schmutz herrschten.)

Es war der britische Arzt John Snow, der den Aberglauben von den düsteren Dünsten schließlich widerlegte. Snow war 1813 geboren worden und hatte im Alter von 14 Jahren in Newcastle eine Ausbildung zum Arzt begonnen. Als die Cholera 1831 erstmals in der Region ausbrach, wurde der junge Mann ins Dorf Killingworth geschickt, um dort die Patienten zu behandeln. Die Erfahrung ließ ihn nie wieder los.

Snow wurde ein angesehener Arzt und Forscher. Er publizierte Arbeiten über Scharlach, den Blutkreislauf und Knochenkrankheiten. Vor allem als Anästhesist war er bekannt und behandelte sogar Königin Victoria bei der Geburt ihrer Kinder mit Chloroform. Snow hatte aus der Sicht seiner Zeitgenossen aber auch einen Spleen: Er war der Meinung, dass die Ursache der Cholera keine mysteriösen Miasmen waren. 1849 veröffentliche er ein kurzes Traktat, das eine Alternative vorschlug: Auf 31 Seiten argumentierte Snow, dass die Cholera nicht durch die Luft, sondern im Wasser übertragen werde. Erkrankte Menschen würden vermutlich etwas ausscheiden, das sich dann im Wasser verbreite und andere Menschen infiziere. Das sei nicht abwegig, schrieb Snow, schließlich seien Würmer bekannt, deren Eier sich auf genau diese Weise ausbreiteten.

Snow wurde für seine Theorie angefeindet, aber er ließ nicht locker und versuchte, sie zu belegen. Als die Cholera 1854 seinen Stadtteil Soho erreichte, war das seine Chance. Snow forschte nach, woher die Erkrankten ihr Wasser bezogen, und er stellte fest, dass fast alle von ihnen eine öffentliche Pumpe in der Broad Street nutzten. Ein besonders überzeugender Fall war eine Witwe, die weiter entfernt in Hampstead lebte, aber sich Wasser aus der Broad Street bringen ließ, weil sie den Geschmack bevorzugte. Sie erhielt die letzte Lieferung am 31. August 1854, als die Epidemie begann. Zwei Tage später starb sie an Cholera.

Snow überzeugte die Stadt, den Pumpenschwengel zu entfernen und der Ausbruch versiegte. Tatsächlich ebbte die Seuche in Soho wohl schon ab, bevor Snow die Pumpe außer Betrieb setzte. Trotzdem wird sein Vorgehen zu Recht als einer der ersten Erfolge der Epidemiologie gefeiert.

Snow unternahm eine weitere wichtigere Studie: Er verglich zwei Cholerausbrüche in London miteinander. Während die Cholera 1848 und 1849 in der Hauptstadt wütete, bezogen das Wasserwerk von Lambeth und das von Southwark and Vauxhall ihr Wasser beide an der gleichen Stelle der Themse, nahe der Mündung eines Abwasserkanals. Als die Cholera sechs Jahre später erneut ausbrach, hatte Lambeth sein Wasserwerk flussaufwärts verlegt, also aus dem Gebiet des Abwassers weg. Snow konnte zeigen, dass die Kunden dieses Wasserwerks in der zweiten Epidemie viel seltener an Cholera starben.

1855 veröffentlichte Snow eine Neuauflage seines Traktats zur Cholera und führte darin auch seine Untersuchungen aus. Doch auch jetzt blieb die Fachwelt abweisend. Dabei hatte der italienische Arzt Filippo Pacino im Jahr zuvor sogar den Erreger erstmals beschrieben. Snow starb 1858 im Alter von nur 45 Jahren. Sein kurzer Nachruf im Fachblatt *Lancet* erwähnte die Cholera nicht einmal.

Heute wissen wir, dass Snow Recht hatte. In den Jahren

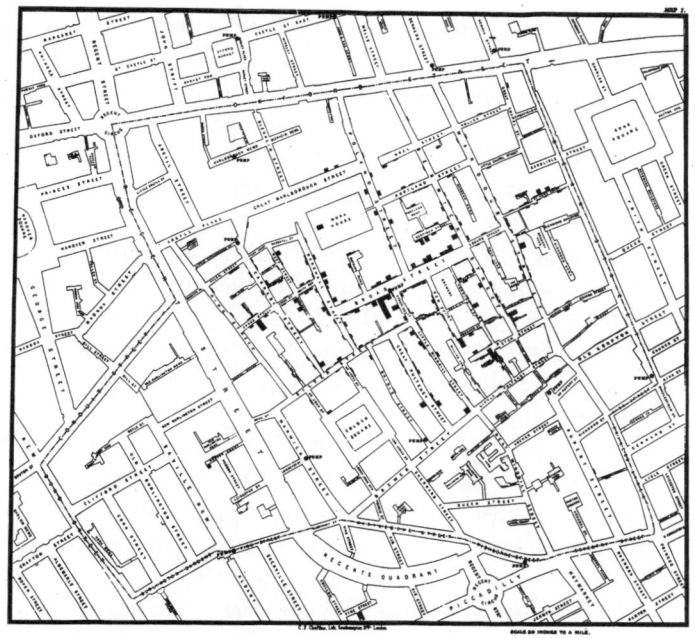

Die Original-Karte zum Cholera-Ausbruch in Soho von 1854 von John Snow. Cholera-Fälle sind schwarz hervorgehoben.

nach seinem Tod setzte sich seine Theorie langsam durch und die Arbeiten des deutschen Forschers Robert Koch wurden schließlich als Beweis akzeptiert, dass das Bakterium *Vibrio cholerae* die Krankheit verursacht und sich über das Wasser ausbreitet.

In den folgenden Jahrzehnten wurden für zahlreiche weitere Krankheiten die Infektionswege entdeckt. Einer war besonders wichtig: Der US-Militärarzt Walter Reed bewies 1901, dass Gelbfieber, eine der gefährlichsten Seuchen damals, durch Mückenstiche übertragen wird.

Menschen schlagen sich seit Urzeiten mit Mücken herum. Forscher nehmen an, dass einige Insekten zur Zeit der Dinosaurier entdeckten, dass sie mit Gewinn das Blut anderer Lebewesen anzapfen können. Vermutlich lebten die Insekten zunächst in den Nestern oder Bauten anderer Tiere, um sich von deren Abfall zu ernähren: Federn, Haare, Haut. Hin und wieder drangen sie dabei auch durch die Haut und bekamen Blut zu fressen. Blut ist ungeheuer nahrhaft, und so brachte die Evolution schnell Tiere hervor, die sich auf Blut spezialisierten: Flöhe, Läuse, einige Fliegen – und natürlich Mücken.

Dass diese Tiere häufig auch Krankheiten übertragen, ist nicht erstaunlich. Schließlich bieten sie den Erregern einen praktischen Transport vom Blutstrom des einen Menschen direkt in den Blutstrom des nächsten. Und so übertragen Flöhe die Pest und Mücken neben Gelbfieber auch Malaria, Zika, Chikungunya und Denguefieber. Der Biss der Tse-Tse-Fliege kann der Beginn der Schlafkrankheit sein. Zecken tragen unter anderem Borreliose-Erreger und ein Virus, das die Frühsommer-Meningo-Enzephalitis auslöst.

Beide beschriebenen Infektionswege, im Wasser und durch Insekten, sind Beispiele für indirekte Infektionen. Ihnen gegenüber stehen Übertragungswege, bei denen Krankheiten direkt von einem Menschen auf den nächsten übertragen werden, etwa HIV, das beim Geschlechtsverkehr übertragen wird oder Ebola, das unter anderem durch Blut oder Schweiß übertragen werden kann. Viele Durchfallerkrankungen werden durch Schmierinfektionen übertragen. Dieser Weg wird auch als fäkal-oral bezeichnet, weil dabei winzige Mengen von Stuhlresten über die Hände zum Mund gelangen. So breiten sich zum Beispiel Noroviren aus. Auch diese Keime können allerdings indirekt übertragen werden, wenn ein infizierter Mensch zum Beispiel die Klinke einer Tür verunreinigt.

Es gibt noch eine weitere Art der Übertragung, die Experten besonders fürchten und die ist den mysteriösen Miasmen gar nicht so unähnlich: Winzige Partikel in der Luft. Bei der Tröpfcheninfektion werden Erreger, die im Rachen oder den Atemwegen siedeln, beim Sprechen, Niesen oder Husten in die Luft katapultiert. Sind die Tröpfchen größer als etwa 5 Mikrometer können sie nur kurze Wege zurücklegen, ehe sie absinken. In der Regel ist schon ein Abstand von einem Meter ausreichend, um sich nicht anzustecken. Allerdings können die Tröpfchen auch auf Oberflächen haften bleiben und dort eine Infektionsquelle bilden. Gefährlicher sind Krankheiten, bei denen sich Tröpfchen bilden, die kleiner als 5 Mikrometer sind. Solche Tröpfchen können sich länger in der Luft halten und auch weitere Distanzen zurücklegen. Forscher sprechen dann von aerogener Ausbreitung.

Masern, Windpocken, viele Erkältungsviren und die Grippe breiten sich so aus. Sie haben einige der schlimmsten Seuchen der Geschichte ausgelöst. So breitete sich zum Ende des I. Weltkriegs eine neue Variante der Influenza aus. Der Erreger ging in kürzester Zeit um die Welt und verbreitete unter dem Namen »Spanische Grippe« Angst und Schrecken. Zwischen 50 und 100 Millionen Menschen starben in den folgenden zwei Jahren an den Folgen der Erkrankung. Zum Ver-

gleich: Im ersten Weltkrieg, damals eine Katastrophe von un-
geahntem Ausmaß, verloren etwa 17 Millionen Menschen ihr
Leben.

Ansteckend

Wie genau ein Erreger von einem Menschen zum nächsten
wandert, spielt eine entscheidende Rolle dabei, wie schnell
sich eine Krankheit ausbreiten kann. Zahlreiche andere Faktoren sind ebenfalls wichtig: Wieviel von einem Erreger ein
Mensch zu sich nehmen muss, um sich anzustecken. Wie
schnell er sich dann vermehrt. Ob Menschen erst ansteckend
werden, wenn sie schon Symptome haben oder vorher. Und
wie schnell und wie oft eine Krankheit ihre Opfer tötet. (Ein
Virus, das seinen Wirt besonders schnell tötet, hat weniger
Zeit, sich auf den nächsten Wirt auszubreiten und endet so
leicht in einer Sackgasse.)

Wenn Forscher die Ansteckungsgefahr durch einen Erreger
beziffern wollen, dann nutzen sie meist die Reproduktionszahl, kurz R0. Die Reproduktionszahl ist eine der wichtigsten
Zahlen überhaupt, um Seuchen zu verstehen. Sie gibt an, wie
viele gesunde Menschen ein kranker Menschen im Schnitt ansteckt. Liegt die Zahl unter eins, so kann sich die Krankheit
nicht ausbreiten, weil jeder Erkrankte im Schnitt weniger als
einen anderen Menschen ansteckt. Liegt sie über eins, wächst
ein Ausbruch.

Je höher die Reproduktionszahl, umso rasanter breitet sich
ein Erreger aus. Schon ein niedriger Wert kann verheerend
sein. Die Cholera auf Haiti etwa hatte eine Reproduktionszahl
von ungefähr 2. Aus 2 Patienten werden 4, aus 4 werden 8,

Wie ansteckend sind verschiedene Krankheiten?

Krankheit	Reproduktionszahl R0
Ebola	1,5–2,5
Spanische Grippe	2–3
HIV	2–5
Sars	2–5
Polio	5–7
Pocken	5–7
Masern	12–18

dann 16, 32, 64. Die Zahl der Kranken und Toten schnellt exponentiell in die Höhe. Genau das konnten Forscher auf Haiti beobachten.

Die Reproduktionszahl erlaubt es, die Infektiosität verschiedener Erreger grob zu vergleichen. Ebola und Influenza liegen zwischen 2 und 3. HIV näher bei 4, Polio bei 6. Masern zwischen 12 und 18.

Die Reproduktionszahl ist allerdings keine feste Eigenschaft eines Erregers. Sie ergibt sich aus dem Zusammenspiel von Erreger und menschlichem Verhalten. Der gleiche Erreger, der in Haiti so verheerend wütete, hätte in Deutschland keine Chance gehabt. In einer Gesellschaft, in der Menschen nur sauberes Trinkwasser zu sich nehmen, hat das Bakterium kaum eine Möglichkeit, sich auszubreiten. Seine Reproduktionszahl geht gegen Null. Das gleiche würde für HIV gelten in einer Gesellschaft, in der alle Menschen beim Geschlechtsverkehr Kondome benutzen.

Es ist am besten, die Reproduktionszahl eines Erregers als

eine Aussage darüber zu verstehen, wie schnell sich eine Krankheit theoretisch ausbreiten kann. In der Praxis gibt es viele Möglichkeiten für den Menschen, die Reproduktionszahl eines Erregers zu reduzieren. Sauberes Trinkwasser oder Kondome sind nur zwei Beispiele. Ein anderes sind Impfstoffe.

Nehmen wir die Masern. Von manchen Eltern werden sie als harmlose Kinderkrankheit abgetan. Doch tatsächlich ist das Virus einer der tödlichsten Erreger in der Geschichte der Menschheit. Mehr als zwei Millionen Menschen tötete die Krankheit jedes Jahr, bevor 1963 der erste Impfstoff auf den Markt kam. Nach Berechnungen der Weltgesundheitsorganisation starben auch 2015 noch mehr als 130 000 Menschen an den Masern.

Die meisten von ihnen tötet das Virus nicht direkt. Es schwächt das Immunsystem für mehrere Wochen. Infizieren sich Patienten dann mit einem Bakterium oder Virus, sind sie ihm hilflos ausgeliefert, besonders dort, wo Mangelernährung und schlechte Hygiene herrschen. Das ist auch der Grund, weshalb Entwicklungsländer die meisten Todesopfer zu beklagen haben. In den am schwersten betroffenen Ländern kann jede zehnte Maserninfektion zum Tod führen.

Aber auch das Masernvirus allein tötet Menschen. So führt in Europa eine von 3000 Ansteckungen zum Tod. Jeder tausendste Patient entwickelt eine Gehirnentzündung, die zum Tod führen kann. Hinzu kommt eine seltene Spätfolge: Etwa 18 von 100 000 Kindern, die sich vor ihrem ersten Geburtstag anstecken, entwickeln Jahre später eine degenerative Erkrankung namens subakute sklerosierende Panenzephalitis (SSPE). Sie führt immer zum Tod.

Dass die Masern eine ernste Erkrankung sind, sieht man auch an einer anderen Statistik: 2016 gab es in Deutschland

Der Impfaufruf von Roald Dahl

Einer der traurigsten Aufrufe zum Impfen stammt vom berühmten Kinderbuchautor Roald Dahl. In einem offenen Brief schreibt er über seine Tochter Olivia, die sich im Alter von sieben Jahren mit den Masern angesteckt hatte. Olivia schien es bereits wieder besser zu gehen, erzählt Dahl, er saß auf ihrem Bett und bastelte mit ihr Tiere aus Pfeifenputzern. Doch er bemerkte, dass es Olivia schwer fiel, ihre Finger zu koordinieren:

»>Fühlst du dich gut?<, fragte ich sie.

›Ich bin so müde<, sagte sie.

Eine Stunde später war sie bewusstlos. 12 Stunden später war sie tot.«

Olivia starb 1962, ein Jahr bevor der Masern-Impfstoff entwickelt wurde. Das Virus hatte ihr Gehirn erreicht und es anschwellen lassen: Masern-Enzephalitis. Erst 24 Jahre später berichtet ihr Vater in einem offenen Brief von dieser Episode, in der Hoffnung andere Eltern zu überzeugen, ihre Kinder impfen zu lassen. »Es ist wirklich fast eine Straftat, sein eigenes Kind nicht zu impfen«, schreibt Dahl. Er endet den Brief mit dem Hinweis, dass er Olivia zwei seiner Bücher gewidmet hat. »Sie werden ihren Namen am Anfang jedes dieser Bücher sehen. Und ich weiß, wie glücklich sie wäre, wüsste sie, dass ihr Tod viele andere Kinder vor Krankheit und Tod beschützt hat.«

insgesamt 326 Fälle, davon wurden mindestens 168, also mehr als die Hälfte, ins Krankenhaus eingewiesen.

All das lässt sich vermeiden, indem Kinder geimpft werden.

Wenn genug Menschen geimpft werden, entsteht zudem etwas, das Forscher als »Herdenimmunität« bezeichnen: Dann kann sich der Erreger nicht mehr ausbreiten, weil er nicht mehr von einem umgeimpften Menschen auf den nächsten springen kann. In gewisser Weise bilden alle Geimpften eine Art menschliches Schutzschild um die Menschen, die nicht geimpft sind. Das bedeutet, dass auch die Menschen geschützt sind, die nicht geimpft werden können, weil sie ein geschwächtes Immunsystem haben, zum Beispiel Kinder, die an Krebs leiden und mit einer Chemotherapie behandelt werden.

Wie viele Menschen müssen nun geimpft sein, um diese Herdenimmunität zu erreichen? Hierfür ist die Reproduktionszahl entscheidend. Im Schnitt infiziert ein Mensch, der an den Masern erkrankt ist, 16 weitere Menschen. Nehmen wir nun an, dass die Hälfte aller Menschen und damit auch die Hälfte aller Menschen, die mit dem Kranken Kontakt haben, geimpft sind. Dann steckt er nicht mehr 16 Menschen an, sondern nur 8. Stellen Sie sich vor, dass Sie nun von der Hälfte der Menschen, die nicht geimpft waren, wieder die Hälfte impfen. Dann sind insgesamt 75 Prozent der Menschen (50 plus 25) geimpft, und ein Masernpatient steckt im Schnitt nur noch vier andere Menschen (16 geteilt durch 2 geteilt durch 2) an. Impfen Sie noch einmal die Hälfte der nicht geimpften, so sind 87,5 Prozent geimpft und nur noch zwei Menschen werden angesteckt. Noch einmal die Hälfte geimpft und es sind knapp 94 Prozent immun. Ein Kranker steckt dann im Schnitt nur noch einen anderen Menschen an und es entsteht kein riesiger Ausbruch mehr. Es ist also eine Impfquote von etwa 95 Prozent nötig, um die Masern zu besiegen.

Tatsächlich ist aber noch mehr nötig. In der Realität sind die nicht geimpften Menschen nämlich nicht gleichmäßig in

Deutschland verteilt. Im Gegenteil: In einigen Regionen in Bayern oder Berlin gibt es Ansammlungen nicht geimpfter Kinder. Manchmal liegt das an einem einzelnen Arzt, der Eltern von einer Impfung abrät. Oder rund um eine Schule sammeln sich Eltern, die Impfungen ablehnen. Erkrankt einer dieser Menschen an den Masern, so findet das Virus leicht weitere Opfer, obwohl im Rest des Landes 95 Prozent der Menschen geimpft sind. Genau das ist in den vergangenen Jahren immer wieder in Deutschland passiert. So erkrankten 2015 allein in Berlin 1243 Menschen an den Masern.

Der wirkliche Preis solcher Ausbrüche wird häufig erst Jahre später offensichtlich. So etwa bei Aliana aus Bad Hersfeld. Das Mädchen hatte sich im Alter von drei Monaten mit den Masern angesteckt. In diesem Alter sind Kinder in der Regel durch die Antikörper ihrer Mutter geschützt, die sie über die Muttermilch zu sich nehmen. Doch Alianas Mutter war als Kind nicht geimpft worden und so war auch ihre Tochter vor dem Virus nicht geschützt. Zunächst schien es, als habe sie die Erkrankung überstanden. Doch im Alter von vier Jahren wurde sie plötzlich müde und vergesslich, hatte Probleme, ihre Gliedmaßen zu koordinieren. SSPE, subsklerotisierende Panenzphalitis, diagnostizierten die Ärzte. Das heißt: Das Masernvirus hatte sich im Gehirn versteckt und breitete sich dort nun aus. Es gibt kein Mittel dagegen. Aliana konnte bald nicht mehr laufen oder reden. Ende 2016 starb das kleine Mädchen.

In einer Welt, in der alle Kinder gegen die Masern geimpft sind, wäre Aliana noch am Leben. Sie wäre gleich dreifach geschützt gewesen. Wäre ihre Mutter geimpft gewesen, hätte sie ihren Schutz an die Tochter weitergegeben. Wären die Menschen um sie herum geimpft gewesen, wäre sie durch die Herdenimmunität geschützt gewesen. Und zu guter Letzt:

Wären alle Menschen geimpft, hätte es schlicht niemanden gegeben, der sie hätte anstecken können.

Dieser Schutz der am meisten gefährdeten Menschen kommt mir bei der Diskussion ums Impfen häufig zu kurz. Eltern sollten sich klar machen, wie asozial es ist, sein Kind nicht zu impfen: Das Kind genießt einerseits den Schutz all der Menschen, die sich geimpft haben. Andererseits gefährdet es ausgerechnet die anderen Kinder, die am meisten Schutz bedürfen. Ich habe einmal ein Kind in einem T-Shirt gesehen, auf dem stand »Voll geimpft. Gern geschehen.« Vielleicht sollten einmal im Jahr alle Eltern ihren geimpften Kindern so ein T-Shirt anziehen.

Schutzlos

Das Geniale an Impfungen ist, dass sie Menschen in der Regel einen Schutz bieten, ohne sie krank zu machen. Aber natürlich gab es auch vor der Erfindung von Impfstoffen schon Menschen, die vor einem Erreger geschützt waren: Die, die sich infiziert und die Krankheit überlebt hatten. Auch diese Menschen machen es einem Erreger natürlich schwerer, sich in einer Gemeinschaft auszubreiten. Darum können Erreger dann am meisten Unheil anrichten, wenn sie auf eine Bevölkerung treffen, die mit der Krankheit vorher nie konfrontiert war. Forscher nennen das eine naive Bevölkerung.

Eines der dramatischsten Beispiele ist die Katastrophe, die die indigene Bevölkerung auf dem amerikanischen Kontinent heimsuchte, als die Europäer das Land eroberten. Die Fremden mordeten und brandschatzten, aber noch verheerender waren die Krankheiten, die sie mitbrachten wie Pocken, Masern oder

Fleckfieber. Keines dieser Leiden war vorher auf dem riesigen amerikanischen Kontinent aufgetaucht. Als Hernan Cortes 1519 im heutigen Mexiko an Land ging, lebten dort etwa 22 Millionen Einwohner. Im folgenden Jahr brachen die Pocken aus und töteten in kürzester Zeit zwischen 5 und 8 Millionen Menschen. 1545 folgte die nächste Epidemie: die Opfer litten unter Fieber und Schmerzen und bluteten ausgiebig. Oft waren sie nach drei oder vier Tagen tot. Forscher schätzen, dass zwischen 1545 und 1548 zwischen 5 und 15 Millionen Menschen in Mexiko an der Krankheit, die die Einwohner *cocolitztli* nannten, verendeten, bis zu 80 Prozent der Bevölkerung. Bis heute ist unklar, um welchen Erreger es sich dabei handelte. Klar ist: Ende des 16. Jahrhunderts lebten noch schätzungsweise zwei Millionen Menschen in Mexiko.

Ähnliches passierte, wo immer alte Krankheiten neue Opfer fanden: So etwa auf Tahiti oder in Australien. Und das gleiche passierte 2010 auf Haiti.

Die Cholera hatte sich im 19. Jahrhundert in der Karibik ausgebreitet, getrieben von zwei Gruppen von Neuankömmlingen: Sklaven und Soldaten. Kuba, Jamaika, Puerto Rico, die Bahamas, überall hatte sich die Cholera ausgebreitet. Doch Haiti war verschont geblieben. Vermutlich, weil das Land nach einem Sklavenaufstand schon 1804 unabhängig geworden war. Seitdem spielten dort weder Soldaten noch Sklaven eine große Rolle. Umso heftiger traf die Krankheit 2010 eine Gesellschaft, die noch immer unter den Folgen des Erdbebens litt.

Doch wo kam die Cholera plötzlich her? Der Verdacht fiel schnell auf ein Camp von UN-Soldaten in der Nähe von Mirebelais. Die ersten Fälle waren ganz in der Nähe aufgetreten, und Journalisten hatten bereits auf die schlechten hygienischen Bedingungen aufmerksam gemacht, so wurde Abwasser aus dem Lager in den nahen Fluss Artibonite geleitet. Menschen im Dorf nutzten das Wasser aus dem Fluss als Trinkwasser und zum Kochen. Als Forscher das Erbgut des Bakteriums auf Haiti analysierten, stellten sie fest, dass der Haiti-Erreger kaum zu unterscheiden war von einem Stamm, der kurz zuvor in Bangladesh einen Ausbruch verursacht hatte.

Neue Soldaten aus Nepal waren am 9., 12. und 16. Oktober in Haiti angekommen. Obwohl die UN es zunächst nicht wahr haben wollte und sich dagegen wehrte, war die Schlussfolgerung klar: Die Blauhelme, die Haiti Frieden und Ruhe bringen sollten, hatten Krankheit und Tod auf die Insel getragen.

Superspreader

Die Reproduktionszahl ist ein Durchschnittswert. In der Realität stecken manche Kranken keinen weiteren Menschen an, während andere einen Erreger an Dutzende Menschen weitergeben. Immer wieder stellen Forscher fest, dass etwa 20 Prozent der Infizierten für 80 Prozent der Ansteckungen verantwortlich sind. Superspreader, die ungewöhnlich viele Menschen infizieren, können mitunter eine entscheidende Rolle bei einem Ausbruch spielen. Ein eindrucksvolles Beispiel dafür war der Ausbruch des Mers-Virus im Frühjahr 2015 in Korea.

Mers steht für *Middle Eastern Respiratory Syndrome* (Atemwegs-Syndrom im Nahen Osten). Das Virus wurde 2012 entdeckt und ließ sofort Alarmglocken schrillen, schließlich ähnelte es dem Sars-Virus, das sich 2003 in wenigen Monaten über dutzende Länder ausgebreitet und mehr als 900 Menschen getötet hatte, ehe der Ausbruch eingedämmt worden war. Alles deutete daraufhin, dass das Mers-Virus von Dromedaren auf den Menschen übersprang. Im Nahen Osten kam es immer wieder zu Fällen und manchmal zu größeren Ausbrüchen in Krankenhäusern. Ab und zu wurde das Virus von Menschen auch ins Ausland getragen. Mers-Patienten landeten in Spanien, Großbritannien, Deutschland, den USA und zahlreichen anderen Nationen. Dort infizierten sie hin und wieder ein oder zwei Personen, meistens aber niemanden. Einen größeren Ausbruch gab es nirgends. Dann kam Korea.

Soweit Forscher und Ärzte das haben rekonstruieren können, passierte Folgendes: Am 3. Mai kehrte ein 68 Jahre alter Koreaner von einer Dienstreise in die Golfregion nach Seoul zurück. Er hatte in zwei Wochen Bahrain, Katar, Saudi Arabien und die Vereinigten Arabischen Emirate besucht. Eine Woche nach seiner Rückkehr litt er unter Fieber und Husten. Er besuchte nacheinander mehrere Krankenhäuser, ehe seine Erkrankung schließlich als Mers erkannt wurde. Der Mann steckte in dieser Zeit 29 andere Menschen an. 27 von ihnen infizierten niemand anders, aber einer, Patient 16, infizierte 23 Menschen. Der andere, Patient 14, ging zum Samsung Medical Center, einem der angesehensten Krankenhäuser Seouls. Dort infizierte er 82 Menschen: Patienten, Besucher und Personal.

Der Mers-Ausbruch endete zwei Monate später. Insgesamt erkrankten 186 Menschen, 36 von ihnen starben. Der Ausbruch zeigt, dass auch ein Erreger, der sich eigentlich nur schwer von Mensch zu Mensch überträgt, zu einem heftigen Ausbruch führen kann. Dazu müssen lediglich mehrere Superspreader kurz hintereinander auftreten. Wenn Sie lange genug eine Münze werfen, kommt irgendwann auch fünfmal hintereinander Zahl.

Doch warum infizierten die drei Patients 1, 14 und 16 so viele andere Menschen, während die meisten Kranken niemand ansteckten? Forscher versuchen noch immer, eine Antwort auf diese Frage zu finden. Vermutlich werden sie mehrere finden. Denn wieder einmal spielen die Biologie von Erreger und Wirt ebenso eine Rolle wie das Verhalten des Einzelnen und der Gesellschaft. Zuerst die Biologie: Zum einen kann sich ein Erreger von Patient zu Patient unterscheiden. Durch Mutationen kann zum Beispiel eine Virusvariante entstehen, die sich besonders schnell vermehrt, so dass der Patient besonders viel Virus verbreitet. Der Grund kann aber auch auf der Seite des Menschen liegen. So kann ein Patient ein besonders schwaches Immunsystem haben und darum besonders viele Kopien eines Erregers hervorbringen. Auch die gleichzeitige Infektion mit anderen Erregern kann ein wichtiger Faktor sein, so haben HIV-positive Menschen, die gleichzeitig an einer anderen sexuell übertragbaren Infektion leiden, eine höhere Wahrscheinlichkeit, einen anderen Menschen zu infizieren.

Auch das Verhalten spielt eine Rolle: auf der Ebene des einzelnen Menschen und erst Recht auf der Ebene der Gesellschaft. Bestimmte medizinische Eingriffe, etwa wenn eine künstliche Beatmung eingeführt wird, können Erreger aus den Atemwegen besonders stark verbreiten. Der Mers-Ausbruch in Korea war aber auch deshalb so groß, weil viele der Patienten nicht nur ein Krankenhaus besuchten, sondern nacheinander zahlreiche: das ist zwar ein normales Vorgehen in Südkorea, bedeutete in diesem Fall aber, dass die Patienten den Erreger viel weiter verbreiten konnten, als es sonst der Fall gewesen wäre. Ein anderes Beispiel sind Rituale. So spielten Beerdigungen bei der Ausbreitung von Ebola in Westafrika eine große Rolle. Dort gehört es zum Abschied nehmen, den Leichnam noch einmal zu berühren und häufig sogar zu küssen. So kann ein kranker Mensch noch nach dem Tod zum Superspreader werden.

Während des Mers-Ausbruchs herrschte in Seoul mitunter regelrechte Panik. Atemmasken waren in kürzester Zeit ausverkauft, obwohl die Ausbreitung des Erregers fast ausschließlich in Krankenhäusern passierte und obwohl unklar ist, ob Masken das Risiko einer Infektion überhaupt senken. Tausende Schulen wurden geschlossen. In den Zoos des Landes wurden die Kamele weggesperrt, obwohl vollkommen klar war, dass das Virus von einem Menschen eingeschleppt worden war. Busse, Bars und Theater wurden von Arbeitern in Schutzkleidung desinfiziert. Was als eine Geste der Beruhigung gedacht war, erhöhte die Sorge nur. Denn weshalb war es nötig U-Bahn-Griffe oder Barhocker zu desinfizieren, wenn die Regierung doch stets betonte, das Virus verbreite sich nicht außerhalb der Krankenhäuser?

Soziale Medien heizten die Stimmung weiter an. So machte ein Hochzeitsfoto die Runde, auf dem die Gäste alle in Anzug oder Kleid und mit Atemmaske abgelichtet waren. Das Foto war ein Scherz der Hochzeitsgesellschaft, wurde aber von Zeitungen und online aufgegriffen als Symbol für die Furcht vor dem Virus. Auch das ist eine Lehre aus dem Ausbruch in Korea: Die Angst vor einem Erreger kann deutlich ansteckender sein als der Erreger selbst.

Stille Infektion

Ein besonders wichtiger Faktor für die Ausbreitung einer Krankheit ist, ob Patienten schon ansteckend sind, bevor sie

Symptome zeigen. Ist ein Mensch infiziert, bricht die Krankheit in aller Regel nicht sofort aus, sondern je nach Erreger nach einigen Stunden, Tagen oder Wochen. Forscher nennen diese Phase, während der ein Mensch einen Erreger trägt, aber noch nicht darunter leidet, die Inkubationszeit. Bei den meisten Krankheiten sind Patienten erst nach der Inkubationszeit ansteckend. Aber es gibt Ausnahmen: Masern und Röteln etwa sind schon Tage vor dem Auftreten von Symptomen ansteckend, und das gleiche gilt für Bakterien, die eine Gehirnhautentzündung verursachen. Menschen, die diese Erreger tragen, können also schon zahlreiche Menschen anstecken, bevor sie wissen, dass irgendetwas nicht stimmt.

Noch schlimmer: Einige Menschen werden gar nicht krank, obwohl sie einen Erreger tragen und ihn auch weitergeben können. Solche »stillen« Infektionen sind keine Seltenheit. Es gibt sie bei fast jeder Krankheit, und sie spielen bei der Ausbreitung der Cholera eine große Rolle. Forscher schätzen, dass 9 von 10 Menschen, die das Cholera-Bakterium infiziert, nicht krank werden.

Auch am Anfang des Ausbruchs in Haiti könnte so ein still infizierter Mensch gestanden haben. Möglicherweise trug einer der UN-Soldaten das Virus, ohne davon irgendetwas zu merken oder es zu ahnen. In seinem Körper reiste das Bakterium um die halbe Welt und landete schließlich im MINUSTAH-Camp bei Mirabelais. Dort gelangte der Keim dann ins Abwasser, das wiederum in den Fluss geleitet wurde. Es war nur ein winziger blinder Passagier, doch einmal ins Flusssystem gelangt, entfaltete er seine tödliche Wirkung.

Einen Tag nachdem die »Deutsche Welle« den Virologen zitiert hatte, der meinte, Ebola sei nicht mehr zu stoppen, schrieb die liberianische Zeitung »Daily Observer« einen Artikel über die Prognose des Forschers. Der Titel: »Der Kampf ist verloren.«

Ich habe die Episode gelegentlich auf Konferenzen oder in Workshops erzählt, und jedes Mal habe ich Probleme, meine Stimme unter Kontrolle zu behalten, so wütend macht mich das Beispiel. Wie furchtbar muss es sein, mitten in einem schrecklichen Ausbruch zu stecken, Freunde und Verwandte zu verlieren, um jedes einzelne Leben zu kämpfen, und ein Experte, der ein paar tausend Kilometer entfernt an seinem Schreibtisch sitzt, sagt, dass es eh zu spät sei.

Dabei sollten gerade Forscher wissen, dass eine Prognose immer nur eine mögliche Zukunft ist. Menschen können zahlreiche Dinge tun, um die Zahl der Infektionen zu senken.

Bei vielen Ausbrüchen wächst die Zahl der Kranken zunächst exponentiell an. In regelmäßigem Abstand verdoppelt, verdreifacht oder verzehnfacht sich die Zahl der Infizierten und kann so in kurzer Zeit auf tausende, zehntausende, hunderttausende heranwachsen. Das ist erschreckend. Doch der Trend lässt sich nicht einfach immer weiter fortschreiben. Menschen ändern ihr Verhalten, sie lernen dazu. Ist die Furcht groß genug, meiden sie andere Menschen und die Reproduktionszahl sinkt.

Darum müssen Prognosen über den Verlauf einer Epidemie mit sehr viel Vorsicht betrachtet werden. Und Forscher müssen bedenken, dass nicht nur Viren und Bakterien, sondern auch Worte heute in Windeseile um die ganze Welt wandern.

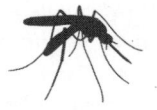

Bekämpfung

Einer der Menschen, die ich nicht vergessen kann, ist Bendu. Als ich sie in Liberia treffe, schockiert mich der Anblick: Es ist Herbst 2014 und in Westafrika wütet noch immer das Ebola-virus. Bendu steht auf der anderen Seite einer doppelten roten Absperrung, mitten in der Hot Zone, im virusverseuchten Ge-biet eines Ebolabehandlungszentrums. Bendu ist 17 Jahre alt, lächelt und umarmt die junge Frau, die in voller Schutzmontur neben ihr steht. Bendu trägt keine Schutzkleidung.

Einige Wochen vorher ist sie hier eingeliefert worden: Ihre Mutter hatte Ebola und ist daran gestorben. Auch Bendu ist infi-ziert, aber sie überlebt. Als sie genesen ist, bleibt sie im Zentrum, um sich um ihre zwei Jahre alte Nichte zu kümmern, die eben-falls an Ebola erkrankt ist. Auch danach bleibt Bendu. Die Ärzte glauben, dass sie nach der durchgestandenen Erkrankung nun immun ist gegen das todbringende Virus und so arbeitet sie ohne Schutzkleidung in der Todeszone dieses improvisierten Kran-kenhauses, in dem nur eine einzige Krankheit behandelt wird. Für die Patienten ist sie eine willkommene Abwechslung: Je-mand, dessen Gesicht sie sehen können. Ihre Kollegen nennen sie »bulletproof«, »schusssicher«. Ob ihr das Virus wirklich nichts mehr anhaben kann und wie lang das so sein wird, das kann nie-

mand sagen. Aber Bendu bleibt. Sie will helfen, gegen das Virus zu kämpfen.

Mehr als Medikamente

Hinter einem hohen Zaun, der mit Planen bedeckt und mit Stacheldraht bewehrt ist, ragt eine dunkle Bauruine bedrohlich in den Himmel. Das Betonskelett sollte einst das neue Verteidigungsministerium Liberias werden, doch es wurde nie fertiggestellt. Inzwischen verteidigt das Land sich hier am Rande der Hauptstadt Monrovia gegen einen Angreifer, mit dem niemand gerechnet hatte: Das Ebolavirus. Auf dem Gelände steht ein Ebola-Behandlungszentrum, kurz ETU, das vierte, das hier entstanden ist. Es ist eines der ersten Dinge, die ich sehe, als ich im November 2015 nach Monrovia komme.

Im September hatte die WHO eine schockierende Pressemitteilung veröffentlicht. Ein Expertenteam hatte Liberia besucht, um die Situation einzuschätzen. Seine Schlussfolgerung: Das Land sei von dem Ausbruch vollkommen überfordert. Eine hastig errichtete neue ETU mit 30 Betten sei sofort nach der Eröffnung von 70 Patienten überrannt worden. Im ganzen Land gebe es kein freies Bett für Ebolapatienten. Ganze Familien, manche Mitglieder schwer krank, zwängten sich in Taxis und fuhren durch die Stadt auf der Suche nach Hilfe. Die Taxis würden nicht desinfiziert und seien vermutlich eine Quelle von Infektionen.

Als ich zwei Monate später in Liberia lande, scheint sich die Situation gebessert zu haben. Die Präsidentin Ellen Johnson Sirleaf hat den Ausnahmezustand aufgehoben. Wo früher Leichen in der Straße verwesten, gibt es jetzt wieder freie Betten in Behandlungszentren. Statt 100 neuen Fällen pro Tag, werden nur noch 20 Erkrankungen gemeldet.

Ich bin nach Liberia gekommen, um zu verstehen, ob das Land gerade dabei ist, Ebola zu besiegen. Wenn das der Fall ist, dann dürften die ETUs dazu beigetragen haben. Doch jetzt stehe ich das erste Mal vor einem dieser Zentren und mir wird klar, dass die ETUs wie alles in diesem Ausbruch komplizierter sind als gedacht: Ort der letzten Hoffnung und Schauplatz eines Alptraums zugleich. Hinter diesen Toren sind in den vergangenen Monaten hunderte Menschen verschwunden, Freunde, Verwandte, Kinder, Geliebte. Die meisten wurden danach nie wieder gesehen. Sie sind an diesem seltsamen Ort einen grausamen Tod gestorben, umgeben von Fremden in Raumanzügen, hinweggerafft von einer Krankheit, die hier vorher niemand kannte und die viele darum nicht für real halten.

Wenn in einem Hollywood-Film eine Seuche ausbricht, dann ist klar, was nötig ist, um den Erreger zu besiegen: ein brillanter Wissenschaftler, ein Labor und dann ein Impfstoff, ein Heilmittel, die Rettung. In der Realität ist die Bekämpfung einer Krankheit komplizierter.

Zum einen versucht die Wissenschaft seit Jahrzehnten vergeblich, gegen manche Erreger einen Impfstoff oder Medikamente zu entwickeln. Hin und wieder kommt es zwar zu einem Durchbruch, der plötzlich ein ganzes Forschungsfeld revolutioniert. Doch meist schreitet die Forschung in kleinen Schritten voran. Es gibt Probleme, falsche Fährten, unerwartete Wendungen und immer wieder Rückschläge. Meist geht es um Jahre und Jahrzehnte, nicht um Monate. Taucht eine neue Seuche auf, müssen Forscher den Erreger erst einmal identifizieren und untersuchen, um ihn bekämpfen zu können.

Hinzu kommt, dass medizinischer Fortschritt allein noch keine Seuche besiegt. Gegen manche Krankheiten, wie etwa die Masern oder Gelbfieber gibt es seit Jahrzehnten hervorragende Impfstoffe. Trotzdem sterben jedes Jahr viele Tausende Menschen an beiden Krankheiten. HIV-Medikamente können heute das Virus so in Schach halten, dass infizierte Menschen eine annähernd normale Lebenserwartung haben und das Virus nicht mehr übertragen können. Trotzdem infizieren sich jedes Jahr mehr als eine Million Menschen neu mit HIV. Cholera-Patienten können in aller Regel gerettet werden, indem die Unmengen Flüssigkeit, die sie verlieren ersetzt werden. Trotzdem sind alleine bei dem Ausbruch in Haiti mehr als 10 000 Menschen gestorben.

Eine Krankheit zu bekämpfen, bedeutet also mehr als ein Medikament zu finden oder einen Impfstoff zu produzieren. Der Baum des Wissens wächst ständig weiter. Doch allzu oft verdorren die Früchte der Forschung an ihm anstatt die Menschen zu erreichen, deren Leben sie retten könnten. Impfstoffe müssen in ausreichender Menge hergestellt und Medikamente müssen bezahlt werden. Menschen müssen Zugang zu ihnen haben und sie auch wollen. Das bedeutet, dass Politiker, Unternehmen und die betroffenen Gruppen zusammenarbeiten müssen. Das menschliche Verhalten, von den Bewohnern eines kleinen Dorfs bis hin zu den Staatschefs bei den Vereinten Nationen, spielt eine entscheidende Rolle.

Das gilt erst recht bei einem Ausbruch wie Ebola, wenn es schlicht keine Medikamente oder Impfstoffe gibt.

Im Kontakt

Nach ein paar Tagen in Liberia verlasse ich Monrovia und fahre aufs Land in den Norden. Dort, im County Bong gibt es nach wie vor viele Ebola-Fälle. In Gbarnga, der wichtigsten Stadt in Bong, schließe ich mich einem Team von Ärzten und Helfern an, die Tag für Tag eine der wichtigsten Aufgaben in diesem Ausbruch erfüllen: Sie befragen Kranke, erstellen Listen der Menschen, mit denen sie Kontakt hatten, und dann suchen sie diese Kontaktpersonen. Sie bitten sie, zu Hause zu bleiben und besuchen sie jeden Tag, um Fieber zu messen und nach anderen Symptomen von Ebola zu fragen.

Doch zunächst müssen sie die Menschen finden. An diesem Morgen suchen wir eine junge Frau, die Kontakt gehabt haben soll mit einem Ebola-Kranken, aber aus Angst geflohen ist. Es heißt, sie sei in Fenemataa. Wo genau dieser Ort ist, weiß niemand. Es gibt kaum Karten von den ländlichen Gegenden Liberias. Aber Emanuel Dweh, der für das Gesundheitsamt des Bezirks arbeitet, weiß wo eine Karte zu finden ist.

Von Gbarnga aus fahren wir eineinhalb Stunden über eine feste Straße, dann eine Stunde über eine rote Erdpiste. Einige der Dörfer, die wir passieren, sind abgeriegelt. Sie stehen unter Quarantäne. Schließlich gelangen wir zu einer kleinen Krankenstation. Dort hängt eine Zeichnung an der Wand. Ein Din-A4-Blatt: In der Mitte das Krankenhaus, drumherum schlängeln sich Linien in alle Richtungen. In krakeliger Schrift sind Ortsnamen daran geschrieben. An der Spitze von einem der Arme steht Fenemeeta. Das ist das Dorf, in dem die Frau, die Kontaktperson, die möglicherweise krank ist, sich aufhalten soll. Die Karte sieht aus wie das Werk eines Grundschülers. Aber es ist die einzige Karte, die wir haben. Zweieinhalb

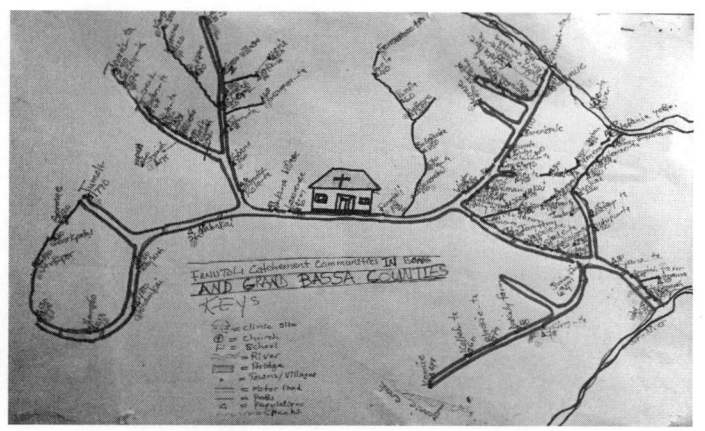

Karte, die als Grundlage der Expedition diente, die der Autor gemeinsam mit einem Team von Ärzten und Helfern nach Fenemataa unternahm.

Stunden Fußmarsch durch den Dschungel, sagt einer der Pfleger. Er kenne den Weg und werde uns führen. Wir packen etwas Wasser ein und machen uns auf den Weg.

Es ist heiß und schwül, wir kommen nur langsam voran. Der Pfad führt über unzählige Brücken, nicht mehr als ein paar Äste, die über das Wasser gelegt sind. Die Dörfer auf dem Weg wirken wie ausgestorben. Ab und zu sieht man einen Schatten, dann ist er weg. Die Menschen haben Angst.

Nach viereinhalb Stunden erreichen wir schließlich Fenemataa. Von der Frau finden wir keine Spur, nur eine Gruppe junger Männer. Dweh spricht mit ihnen. Er sagt, die Frau trage ein Gift in sich. Das sei gefährlich, und man wolle ihr helfen. Die Männer hören zu, aber sie sagen, die Frau sei nicht im Dorf gewesen. Dann, dass sie dagewesen, aber wieder gegangen sei. »Sie lügen«, sagt Emmanuelle und schüttelt traurig mit dem Kopf. »Ich kann das in ihren Gesichtern sehen.« Doch er kann nicht mehr tun. Es ist schon viel zu spät, und der Weg zurück ist lang.

Das Misstrauen gegenüber dem Staat ist groß in Liberia. Viele Menschen sind vom Bürgerkrieg traumatisiert, der gerade einmal zehn Jahre zurückliegt. Jetzt ist diese Seuche aus dem Nichts gekommen. Und die Botschaften waren zunächst auch widersprüchlich. Ebola sei tödlich, hieß es immer wieder. Es gebe kein Heilmittel. Aber warum sollten kranke Menschen dann in die Behandlungszentren kommen?

Auf dem Rückweg wird es langsam dunkel im Dschungel. Der Trampelpfad verliert sich im Grau des endenden Tages. Wir haben nichts zu essen und nichts zu trinken mehr, die Beine sind schwer. Und niemand hat daran gedacht, Taschenlampen einzupacken. Die Brücken zu überqueren und den Weg zu finden, wird immer mühseliger.

Der ganze Tag war die vergebliche Suche nach nur einer Kontaktperson. Mir wird klar, dass das Problem nicht allein darin besteht, trotz schlechter Karten den Weg zu finden, sondern auch darin, einen Zugang zu den Menschen zu finden. Und wie viel Arbeit es ist, die Kontaktpersonen eines einzigen Kranken zu verfolgen. Geschweige denn die von Dutzenden oder Hunderten.

Mit unseren Handys leuchten wir uns den Weg bis die Batterien leer sind, dann stolpern wir weiter durch die Dunkelheit. Schließlich kommen uns ein paar Lichter entgegen, Menschen mit Taschenlampen. Sie kommen aus dem Dorf, wo die Fahrer seit fast zehn Stunden warten. Sie sind geschickt worden, um uns zu helfen.

Isolation und Quarantäne

Menschen zu isolieren, um die Ausbreitung von Krankheiten zu stoppen, ist nicht neu. Das Vorgehen wird schon im Alten Testament beschrieben. Genau genommen gibt es dabei zwei unterschiedliche Vorgehensweisen: Werden Kranke von Gesunden getrennt, um Ansteckungen zu verhindern, heißt das Isolierung. Werden Gesunde abgesondert, um abzuwarten, ob sie eine Krankheit entwickeln, spricht man von Quarantäne.

Der Begriff »Quarantäne« stammt aus dem Mittelalter. Um sich vor der gefürchteten Pest zu schützen, verlangte die Hafenstadt Dubrovnik damals, dass Besucher aus Pestgebieten 40 Tage in Isolation verbringen. Erst dann wurden sie in die Stadt gelassen. Aus dem italienischen Wort für vierzig, *quaranta*, wurde die Quarantäne.

Wie sinnvoll eine Quarantäne ist, hängt auch vom Krankheitserreger ab. Patienten, die sich mit Ebola angesteckt haben, können zwar bis zu drei Wochen keine Symptome zeigen. Aber nach allem was die Wissenschaft weiß, können sie in dieser Zeit auch keinen anderen Menschen anstecken. Zur Eindämmung von Ebola reicht es deshalb, Patienten zu isolieren, wenn sie Symptome zeigen.

Dagegen mussten die ersten Astronauten der Apollo-Mission nach ihrer Rückkehr vom Mond fast drei Wochen in Quarantäne verbringen, um sicher zu gehen, dass sie keinen gefährlichen Keim mitgeschleppt hatten. Erst nach Apollo 14 waren die Behörden überzeugt, dass keine Gefahr besteht und hoben die Quarantänebestimmung auf.

Über den Tod hinaus

Die Lebenden zu finden, die krank sind oder es bald werden könnten, ist das eine Problem. Das andere ist, was mit denen passiert, die an dem Virus gestorben sind. In Westafrika ist eine Beerdigung nicht nur der Abschied von einem geliebten Menschen. Für Viele hier ist der Tod eine Art Fortsetzung des Lebens in einer anderen, einer Schattenwelt. Es ist wichtig, dass der Übergang nach bestimmten Regeln verläuft. Sonst können die Toten zurückkehren und sich an den Lebenden rächen. Häufig waschen Hinterbliebene und Freunde gemeinsam die Leiche. Der Tote wird mit Küssen verabschiedet. Doch ein Mensch, der an Ebola stirbt, ist am Ende seines Lebens eine Art Virusbombe. Jeder Tropfen Körperflüssigkeit enthält Milliarden Viruspartikel.

Eine wichtige Maßnahme im Kampf gegen Ebola ist deshalb die Einführung »sicherer Begräbnisse«: Beerdigungen von ausgebildeten Teams, die in Schutzanzügen die Leiche versorgen und verhindern, dass Angehörige sich anstecken. Doch das setzt voraus, dass die Menschen die Beerdigungsteams anrufen, anstatt ihre Angehörigen heimlich zu beerdigen. Dafür bedarf es vor allem der Aufklärung. Im Radio laufen Spots, die darlegen, warum sichere Begräbnisse wichtig sind. Im August 2014 geht Liberias Präsidentin sogar so weit, für alle Toten in Monrovia und Umgebung eine Leichenverbrennung anzuordnen. Doch im Idealfall setzt man bei der Bekämpfung auf Überzeugungsarbeit. Dabei sind Anthropologen von entscheidender Bedeutung.

Ein Beispiel: Im Juli stirbt eine junge Frau an Ebola. Sie ist im neunten Monat schwanger. Die Familie will die Frau nun beerdigen, aber vorher, fordern sie, sollen die Ärzte den Leichnam aufschneiden und den Säugling herausnehmen. Für die Hinterbliebenen wäre alles andere ein schweres Vergehen. Damit die Tote im Jenseits ankommt, muss der Fötus entfernt werden. Sollten die Ärzte den Kaiserschnitt nicht vornehmen, will die Familie es im Dorf selbst tun, eine Katastrophe für die Dorfgemeinschaft. Eine Anthropologin, die im Auftrag der WHO hinzugezogen wird, findet schließlich eine Lösung: Durch Gespräche mit anderen im Dorf erfährt sie von einem Ritual, dass den Riss im Ahnengeflecht wieder heilen könnte. Auf Kosten der WHO werden schwarze, rote und weiße Bänder besorgt und eine Ziege. Das Tier wird geopfert, und die Schwangere wird mit ihrem Baby beerdigt.

Weltgesundheitspolitik

Ein großer Ausbruch wie der in West-Afrika wird auf zahlreichen Ebenen gleichzeitig bekämpft: lokal, national, aber auch international. Die Weltgesundheitsorganisation spielt dabei eine entscheidende Rolle, und sie kann sich dabei auf eine Sammlung völkerrechtlich bindender Vorschriften berufen: die Internationalen Gesundheitsvorschriften. Dieses Regelwerk geht bis ins 19. Jahrhundert zurück, als es Staaten helfen sollte, bei der Bekämpfung von Cholera und anderen Seuchen zusammenzuarbeiten.

Die Vorschriften erlauben es der WHO zum Beispiel, einen internationalen Gesundheitsnotstand auszurufen. Das soll zum einen die Staatengemeinschaft anspornen, gemeinsam ein Problem anzugehen. Zudem erlaubt es der WHO, Reise- und Handelsbeschränkungen oder Grenzschließungen zu empfehlen.

Tatsächlich erklärte die WHO den Ebola-Ausbruch erst am 7. August 2014 zum internationalen Gesundheitsnotstand. Ärzte ohne Grenzen und andere Organisationen warnten da bereits seit Monaten, dass der Ausbruch außer Kontrolle sei. Das Problem, das die WHO hat, ist ein altbekanntes Dilemma: Warnt man zu früh vor etwas und alles geht gut, glaubt einem beim nächsten Mal womöglich niemand mehr. Warnt man zu spät, lässt sich die Gefahr vielleicht nicht mehr abwenden, und es wird einem vorgeworfen, man habe seinen Job nicht getan. Der WHO-Generaldirektorin Margaret Chan dürfte ihre Erfahrung mit dem Schweinegrippevirus noch in Erinnerung gewesen sein: 2009 hatte sie wegen des Erregers den Gesundheitsnotstand ausgerufen. Das Virus ging zwar um die Welt, war am Ende aber weniger gefährlich als die Grippe in vielen anderen Jahren. Zögerte sie deswegen so lange beim Ebola-Ausbruch?

Ich treffe Chan etwa ein Jahr, nachdem die WHO dann doch den Notstand ausgerufen hatte, in einem Hotelzimmer in Berlin. Sie verteidigt das späte Eingreifen damit, dass der Ausbruch vorher eine Art Schwelbrand gewesen sei, eine Epidemie, deren katastrophales Ausmaß im Verborgenen blieb, sagt sie. Das Zögern der WHO dürfte aber auch damit zu tun gehabt haben, dass die Organisation eben auf die Mitgliedsländer angewiesen ist und sie in aller Regel nicht brüskieren will.

Das Problem zeigt sich auch an anderer Stelle. Die Internationalen Gesundheitsvorschriften untersagen es Ländern, eigenmächtig Grenzen zu schließen oder Handel einzuschränken. Damit soll verhindert werden, dass Länder, die die WHO über einen Ausbruch informieren dafür »bestraft« werden. Wenn ein Land eine Krankheit meldet und dann sofort mit Handelsbeschränkungen und Grenzschließungen belegt wird, dann erhöht das die Wahrscheinlichkeit, dass Länder Ausbrüche so lange wie möglich geheim halten. Wenn die WHO zu dem Schluss kommt, dass Grenzschließungen oder andere Maßnahmen sinnlos sind, sollen sich darum alle Länder daran halten. Doch während des Ebola-Ausbruchs gab es mindestens 34 Länder, die sich nicht an die Absprache hielten. Konsequenzen hatte das keine.

Das Problem ist, dass die WHO kaum Macht hat. Die Generaldirektorin kann lediglich versuchen, ihre Stimme zu nutzen, um Druck auszuüben. Wenn ich mit Experten über die WHO spreche, erwähnen sie immer wieder Gro Harlem Brundtland als Vorbild. Die Norwegerin leitete die WHO von 1998 bis 2003, und sie wurde als starke Führungspersönlichkeit wahrgenommen. Allerdings war Brundtland vorher auch drei Mal Premierministerin von Norwegen gewesen. Sie hatte also weit mehr politisches Kapital als Chan, die vor ihrer Wahl zur WHO-Chefin Gesundheitsdirektorin in Hong-Kong war. Letztlich ist es auch eine Frage der Persönlichkeit. Was mir vor allem im Gedächtnis bleibt von dem Gespräch mit Chan, ist ihre Aussage, sie habe 194 Chefs. Sie meinte damit die Mitgliedsstaaten der WHO.

Viren und Verhalten

Im Nachhinein ist klar, dass der Ebola-Ausbruch in Liberia im November 2015 tatsächlich schon abebbte. Der Höhepunkt war im September erreicht, danach begannen die Fallzahlen zu sinken. Was hat den Ausschlag gegeben? Bis heute herrscht keine Einigkeit darüber. Vermutlich war es eine Mischung der drei Maßnahmen, die oben beschrieben sind und seit Jahrzehnten Teil jeder Antwort auf einen Ebola-Ausbruch sind: Kranke in ETUs behandeln, Tote sicher beerdigen und Menschen, die Kontakt mit Kranken hatten, finden und überwachen.

Doch es gibt auch ein Element, das sich viel schwerer fassen lässt: Die Verhaltensänderung großer Teile der Bevölkerung. Als ich in Liberia war, stand vor fast jedem Haus ein Eimer mit einer Chlormischung, um die Hände zu desinfizieren. Menschen umarmten sich nicht mehr und gaben sich nicht die Hände. Wenn eine Seuche schlimm genug wird, dann geht eine ganze Gesellschaft auf Abstand zueinander.

Ebola ist ein Beispiel dafür, wie eine Seuche bekämpft wird, gegen die der Mensch keine gezielten Waffen entwickelt hat. Ärzten bleiben nur die einfachsten Mittel der Seuchenbekämpfung: Quarantäne, Isolation, Verhaltensänderung.

Bei anderen Krankheiten sieht der Kampf ganz anders aus. Bei HIV zum Beispiel. Es gibt Medikamente, die das Virus im Blut unterdrücken und verhindern, dass Menschen selbst bei ungeschütztem Geschlechtsverkehr andere anstecken. Würde jeder HIV-Positive unmittelbar nach seiner Infektion ärztlich angemessen versorgt, wäre die Seuche so gut wie besiegt. Doch nicht jeder, der das Virus trägt, weiß das überhaupt. Nicht jeder, der es weiß, hat Zugang zu Medikamenten. Und nicht jeder, der die Medikamente bekommt, hat die entsprechende medizinische Versorgung, um sicher zu gehen, dass die Medikamente das Virus erfolgreich unterdrücken.

Diese Probleme gibt es auch in Deutschland. Fast ein Drittel der HIV-Infizierten hier erfährt erst Jahre nach der Ansteckung davon. Eine Herausforderung ist es also, mehr Menschen dazu zu bewegen, sich regelmäßig testen zu lassen. Hierbei spielt

Wieviele der HIV-positiven Menschen weltweit bekommen Medikamente?		
	HIV-Positive	**Behandelte**
2000	28,9 Mio.	770 000
2005	31,8 Mio.	2,2 Mio.
2010	33,3 Mio.	7,5 Mio.
2012	34,5 Mio.	11 Mio.
2013	35,2 Mio.	13 Mio.
2014	35,9 Mio.	15 Mio.
2015	36,7 Mio.	17 Mio.
2016	36,7 Mio.	19,5 Mio.

Quelle: UNAIDS Data 2017

auch das öffentliche Bild einer Krankheit eine wichtige Rolle. Viele Menschen haben Angst, sich überhaupt testen zu lassen, weil ihnen ein positives Ergebnis so viel Angst macht. Es ist also ein wichtiger Bestandteil jeder Kampagne, die Menschen darüber aufzuklären, dass eine HIV-Infektion heute gut behandelt werden kann.

Auch Masern und Polio könnten besiegt werden. Bei diesen Krankheiten geht es darum, Menschen auf der ganzen Welt zu impfen und sie so zu schützen. Dazu müssen Programme aufgelegt werden, Impfskeptiker überzeugt, die Propaganda von Impfgegnern bekämpft werden. Auch hier geht es also vor allem um menschliches Verhalten.

Das alles bedeutet natürlich nicht, dass Forschung bei der Bekämpfung von Infektionskrankheiten keine Rolle spielt. Die HIV-Medikamente und die Impfstoffe gegen Masern oder Polio sind Triumphe der Medizin. Sie mögen alleine noch keine Krankheit besiegen, aber sie geben dem Menschen mächtige Mittel in die Hand, um das anzugehen. Und die Medizin hat dem Menschen ein noch viel mächtigeres Mittel im Kampf gegen Infektionskrankheiten beschert: Antibiotika.

Die Geschichte von der Entdeckung des Penicillins gehört vermutlich zu den berühmtesten Geschichten über den Zufall. Der britische Forscher Alexander Fleming entdeckte 1928, dass die Bakterienkulturen mit denen er arbeitete, von einem Pilz befallen waren, der die Bakterien scheinbar abtötete. Er veröffentlichte die Erkenntnis, doch erst zehn Jahre später nahm ein Team von Forschern an der Universität Oxford die Aufgabe in Angriff, daraus ein Medikament zu entwickeln. 1942 kam Penicillin auf den Markt.

Penicillin ist sicher eines der wichtigsten Medikamente in der Geschichte der Menschheit. Aber es war nicht das erste Antibiotikum. Bereits zu Beginn des 20. Jahrhunderts hatte der deutsche Forscher Paul Ehrlich ein Antibiotikum entdeckt, und seine Arbeit hatte wenig mit Zufall zu tun. Ehrlich war überzeugt, dass es möglich sein müsse, chemisch gezielt Bakterien anzugreifen, ohne dem menschlichen Körper dabei zu schaden. In langwierigen Experimenten stellte er hunderte Abwandlungen einer vielversprechenden aber schädlichen Substanz namens »Atoxyl« her und testete diese. Substanz Nummer 606 war schließlich der Treffer, nach dem er gesucht hatte: Sie war für den Menschen kaum schädlich, tötete aber den Erreger der Syphilis ab. Die Substanz kam 1910 unter dem Namen »Salvarsan« als erstes Antibiotikum auf den Markt.

Salvarsan wirkte allerdings nur gegen die Syphilis-Bakterien. Als Penicillin auf den Markt kam, machte es auf einen Schlag zahlreiche Krankheiten behandelbar. Es war der Beginn einer neuen Ära. Trotzdem war Ehrlichs Arbeit in gewisser Weise zukunftsweisender. Seine Strategie, die gezielte Synthese von Stoffen, die dann daraufhin untersucht wurden, ob sie Bakterien schaden können, wird bis heute in der Pharmaindustrie eingesetzt.

Antibiotika haben zahlreichen Krankheiten den Schrecken genommen, etwa der Pest. Die Krankheit ist keineswegs verschwunden. Jedes Jahr erkranken weltweit ein paar hundert Menschen an der Pest, die meisten in Madagaskar. Auch in den USA gibt es jedes Jahr eine Handvoll Fälle. Aber das löst keine Panik aus. Zwar stirbt noch immer etwa jeder Fünfte, der sich mit der Pest infiziert, aber das liegt daran, dass diese Menschen zu spät behandelt werden. In der Regel lässt sich der Erreger mit Antibiotika bezwingen. Das gleiche gilt für andere bakterielle Krankheiten wie Tuberkulose oder Syphilis, die früher Angst und Schrecken verbreitet haben.

Für Viren gibt es nichts Vergleichbares. Das liegt daran, dass Bakterienzellen grundsätzlich anders aufgebaut sind als menschliche Zellen. Wie Ehrlich richtig vermutete, gibt es Wirkstoffe, die wichtige Prozesse in Bakterienzellen stören, ohne menschliche Zellen zu schädigen. (Wie Penicillin, das den Aufbau der Zellwand hemmt.) Weil Viren aber die Maschinerie der menschlichen Zellen kapern, ist es viel schwerer, nur sie zu treffen. Wenn Bakterien so etwas sind wie Soldaten einer fremden Armee, leicht zu erkennen an ihrer Uniform, sind Viren eher wie Terroristen, die sich unter das Volk mischen. Sie zu attackieren, ist sehr viel schwieriger und so gibt es zwar Medikamente, die gegen Viren wirksam sind, aber eben in der Regel nur ganz gezielt gegen bestimmte Viren.

Warum gab es trotz aller Forschungsfortschritte keine Waffen gegen Ebola? Als der Ebola-Ausbruch in Westafrika begann, hatten Mediziner weder einen Impfstoff noch ein Medikament gegen die Krankheit zur Verfügung. Das liegt unter anderem daran, dass der Erreger für Pharmafirmen schlicht zu unwichtig war. In fast 40 Jahren hatte das Virus in etwa einem Dutzend größeren Ausbrüchen rund 2000 Menschen in einigen der ärmsten Länder der Welt krank gemacht. Nicht gerade ein verlockender Markt.

Außerhalb der großen Firmen hatten sich sogar erstaunlich viele Wissenschaftler mit dem Virus beschäftigt, was unter anderem daran lag, dass in den USA aus Angst vor Bioterrorismus viel Geld in die Forschung gesteckt wurde. Doch auch diese Forscher kamen nicht um ein praktisches Problem herum: Ein Medikament oder ein Impfstoff ließ sich kaum im Menschen testen, denn Ebola-Ausbrüche traten plötzlich und an unvorhersehbarer Stelle auf. Nach wenigen Monaten waren sie vorüber.

Als das Ausmaß des Ausbruchs in Westafrika klar wurde, sahen Forscher darin neben allem Leid auch die Chance, vorhandene Kandidaten für Medikamente und Impfstoffe zu testen. In Rekordzeit wurden aufwändige klinische Studien organisiert und Erlaubnisse von Behörden eingeholt. Doch mit dem Abebben der Fälle Ende 2014 gingen auch diesen Tests bald die Teilnehmer aus. Obwohl zahlreiche Studien begonnen wurden, hat die Welt kaum zuverlässige Ergebnisse gewonnen, die beim nächsten Ausbruch helfen könnten. Die eine Ausnahme ist ein Impfstoff, der in Guinea getestet wurde.

Die Forscher konnten genug Daten sammeln, um zu zeigen, dass der Impfstoff Menschen vor dem Virus schützt.

Auch wenn Forscher nicht mit Sicherheit sagen können, was genau den Ausschlag gegeben hat im Kampf gegen Ebola: Klar ist, dass die Menschen in West-Afrika den entscheidenden Beitrag geleistet haben zur Bekämpfung des Virus. Hunderte Ärzte, Forscher und Krankenschwestern sind im Lauf des Ausbruchs gestorben. Und einfache Menschen wie Bendu haben ihren Teil getan, um gegen das Virus zu kämpfen.

Dass es nun einen Impfstoff gibt, heißt nicht, dass das Virus besiegt ist. Eine Impfkampagne ergibt kaum Sinn, dazu tritt der Erreger zu selten auf. Aber der Impfstoff erlaubt es in Zukunft zum Beispiel Helfern, sich zu impfen, bevor sie in einem Ebola-Behandlungszentrum arbeiten. Doch egal, ob mit oder ohne Impfung, schusssicher oder nicht. Am Ende verlangt es vom Menschen stets auch Mut, gegen einen tödlichen Erreger ins Feld zu ziehen.

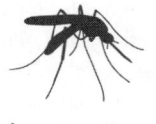

Ausrottung

Im Januar 2016 ist es endlich so weit. In West-Afrika hat es 42 Tage lang keinen neuen Ebola-Fall gegeben. Nach dieser Zeit kann ein Ausbruch offiziell für beendet erklärt werden. 42 Tage entspricht zwei Mal der Inkubationszeit des Virus, es ist eine Art Sicherheitsabstand.

In Sierra Leone ist es im November 2015 so weit gewesen. In Guinea Ende Dezember. Am 14. Januar 2016 ist die Frist dann auch im letzten Land, Liberia, abgelaufen. Das bange Warten hat ein Ende. Die WHO erklärt, dass der Ebola-Ausbruch in West-Afrika vorüber sei. »Heute ist ein guter Tag«, sagt Rick Brennan, Chef der Notfall-Abteilung der WHO in Genf.

Die Freude hält nur wenige Stunden an. Dann benachrichtigt Sierra Leone die WHO über einen neuen Fall: eine 22 Jahre alte Frau ist gestorben. Tests haben ergeben, dass sie das Ebolavirus trug. Forscher können nicht feststellen, wo das Virus herkam, aber genetisch ist es kaum zu unterscheiden von dem, das einige Patienten in Sierra Leone im November 2014 krank gemacht hat. Inzwischen wissen Forscher, dass Menschen, die die Krankheit überstanden haben, noch viele Monate das Virus tragen und es im Sperma ausscheiden können. Vermutlich hat sich die Frau bei einem Überlebenden angesteckt. Sie steckt eine weitere

Frau an, die die Krankheit überlebt. Dann ist der Ausbruch vorbei.

Die Geschichte zeigt, wie wichtig es ist, wachsam zu sein. In Sierra Leone wurde auch nach Ablauf der 42 Tage von jedem Verstorbenen ein Abstrich in der Mundhöhle gemacht und auf Ebola untersucht. Wäre das nicht passiert, wäre der Fall vermutlich unentdeckt geblieben, und es hätte zu einem größeren Ausbruch kommen können. Einen Erreger zu bekämpfen, ist eine besondere Herausforderung. Aber genauso wichtig ist die Phase danach, die Überwachung, um sicher zu gehen, dass der Erreger, der scheinbar besiegt wurde, nicht doch noch irgendwo lauert. Die wenigsten Erreger sind jemals wirklich besiegt.

Das letzte Opfer

Im August 1978 wurde Janet Parker plötzlich krank: Kopf- und Gliederschmerzen plagten sie, auf ihrer Haut breitete sich ein seltsamer Ausschlag aus. Er begann im Gesicht, dann tauchte er an den Händen auf, wanderte die Arme hinauf, befiel den Oberkörper. Im Krankenhaus stellten die Ärzte entsetzt fest, dass die 40 Jahre alte Frau sich mit den Pocken infiziert hatte. Parker war Fotografin in der Anatomie-Abteilung des Universitätsklinikums Birmingham. Das Virus war offenbar über einen Luftschacht aus dem darunterliegenden Labor in einen Raum der Anatomieabteilung gelangt, in dem Parker arbeitete. Sie steckte ihre beiden Eltern an. Ihr Vater starb, ihre Mutter überlebte. Der Leiter des Labors, Henry Bedson, schnitt sich in seiner Gartenhütte die Kehle durch. Dann starb Parker. Es war der 11. September 1978.

Parker ist die letzte Person, die jemals an den Pocken gestorben ist. 1980 erklärte die Weltgesundheitsorganisation die Krankheit für ausgerottet. Es ist einer der spektakulärsten Erfolge der Medizin.

Über Jahrtausende waren die Pocken eine der gefürchtetsten Geißeln der Menschheit. Die Krankheit wütete unter Armen und Adligen gleichermaßen. Schon der ägyptische Pharao Ramses V. starb an den Pocken. 1661 rafften sie den chinesischen Kaiser Shunzhi hinweg, 1731 den russischen Zar Peter II. Im späten 18. Jahrhundert starben allein in Europa jedes Jahr 400 000 Menschen an den Pocken. Unter den Opfern war auch der französische König Ludwig XV. Die meisten Überlebenden waren von Narben gezeichnet, viele von ihnen erblindeten. Noch in den 50er-Jahren des 20. Jahrhunderts erkrankten jedes Jahr bis zu fünfzig Millionen Menschen an dem Virus, mehrere Millionen von ihnen starben. Nun ist seit bald vier Jahrzehnten kein Mensch an den Pocken erkrankt.

Meist kämpfen Ärzte und Forscher in einer Stadt oder einer Region gegen einen Ausbruch. Besiegen sie den Erreger, ist das ein Etappensieg. Doch die Krankheit ist noch an vielen Orten vorhanden, und sie kann zurückkehren. Gelingt es dem Menschen, einen Erreger ganz aus einem Land oder einem Erdteil zu verdrängen, so sprechen Forscher von Elimination. Die Masern sind zum Beispiel in Amerika eliminiert, während sie in Europa und auf anderen Kontinenten noch zirkulieren. Ausrottung ist der nächste Schritt, der endgültige Sieg des Menschen über einen Erreger. Erst wenn ein Erreger von allen Kontinenten vertrieben wurde und in der Natur nicht mehr vorkommt, sprechen Forscher von Ausrottung. Die Pocken sind bislang der einzige menschliche Erreger, bei dem das gelungen ist. Es ist der größtmögliche Erfolg, der Maßstab für die moderne Medizin.

Plan von der Abschaffung der Pocken

Die Idee, die Pocken auszurotten, war zunächst alles andere als beliebt. Als die Sowjetunion das Projekt in den 50er-Jahren der WHO vorschlug, waren viele Experten skeptisch. Kampagnen zur Ausrottung von Gelbfieber und Hakenwürmern waren gescheitert. Selbst der Generaldirektor der WHO, der Brasilianer Marcolino Gomes Candau, hielt den Plan für eine Schnapsidee.

Was sprach für den Plan? Zum einen infiziert das Variolavirus nur den Menschen. Das ist eine ganz entscheidende Voraussetzung. Denn kommt ein Virus anderswo in der Natur vor, kann der Mensch es kaum ausrotten, indem er nur Menschen behandelt. So war die Kampagne, Gelbfieber auszurotten, abgebrochen worden, als klar wurde, dass das Virus auch in Affen vorkommt. Hinzu kam, dass die Pocken sich wegen des typischen Ausschlags leicht diagnostizieren ließen. Und weil es fast zwei Wochen dauerte, bis ein Infizierter selbst infektiös wurde, vergingen Wochen, ehe der Erreger sich weit ausgebreitet hatte. Vor allem aber hatten die Ärzte eine mächtige Waffe gegen das Virus: den ältesten Impfstoff der Welt.

Menschen hatten schon vor tausenden Jahren festgestellt, dass Infizierte, die die Pocken überlebten, danach ein Leben lang geschützt waren. In der Hoffnung, diesen Schutz auf andere übertragen zu können, entwickelten sich in manchen Ländern Bräuche, die eine Art Vorstufe der Impfung waren. In China etwa wurden die Pockenkrusten von Menschen, die die Krankheit überlebt hatten, zerrieben und in die Nase von Gesunden geblasen. In anderen Ländern wurde die Haut angeritzt und dann der Eiter aus frischen Pocken in die Wunde geschmiert. Meist kam es zu einer schwachen Form der Krankheit, und danach war der Mensch geschützt. Das Vorgehen, Variolation genannt, barg allerdings große Risiken: Ein Teil der Menschen entwickelte eine schwere Pockeninfektion und starb. Bei dem Eingriff konnten außerdem andere Krankheiten wie Syphilis übertragen werden.

Die Angst vor den Pocken war so groß, dass sich die Variolation immer weiter verbreitete. Im 18. Jahrhundert kam der Brauch nach Europa und Amerika. In den USA war es vor allem Benjamin Franklin, der sich für die Variolation stark machte. Sein eigener Sohn, Franky, war im Alter von vier Jahren an den Pocken gestorben und Franklin appellierte an Eltern, ihre Kinder zu schützen. Von 72 Menschen, die in Boston im März 1730 die Variolation gewagt hatten, seien nur zwei gestorben, schrieb er einmal. Heute würde wohl kaum jemand eine solche Todesrate als Werbung verstehen. Doch im 18. Jahrhundert sah das anders aus. Schließlich starb von denen, die die Krankheit auf natürlichem Wege bekamen, jeder Vierte. Entsprechend viele Menschen ließen sich auf das Wagnis ein. In Europa ließ sich Friedrich der Zweite ebenso behandeln wie König Ludwig XVI. in Frankreich.

1757 wurde in England auch ein acht Jahre alter Junge behandelt, der für die Geschichte der Pocken entscheidend werden sollte: Edward Jenner. Jenner interessierte sich früh für Naturwissenschaft. Später wurde er zum Arzt ausgebildet und erforschte nebenher, wie das damals üblich war, alles Mögliche: Steine, Blut, Tiere, Wasserstoffballons. 1788 veröffentlichte er eine Arbeit, die erstmals beschrieb, wie Kuckuckskinder Küken und Eier der Pflegemutter aus dem Nest werfen. Doch das alles verblasst gegenüber der Impfung, für die er berühmt werden sollte. Jenner hat damit möglicherweise mehr Menschenleben gerettet als jeder andere Forscher auf der Welt.

Jenner wusste aus Erzählungen, dass Milchmädchen angeblich nicht an den Pocken erkrankten, wenn sie einmal an den harmlosen Kuhpocken erkrankt waren. 1796 nahm er etwas Material aus den Pusteln eines jungen Milchmädchens namens Sarah Helms und impfte damit den acht Jahre alten James Phipps. Der Junge wurde krank, erholte sich aber schnell wieder. Im Juli machte Jenner bei dem Jungen eine Variolation, um zu prüfen, ob er nun gegen die Pocken immun war. Tatsächlich wurde Phipps nicht krank.

Jenner war nicht der erste, der so eine Impfung versuchte. Mehrere Menschen hatten vorher den gleichen Gedanken gehabt. Benjamin Jesty etwa, ein englischer Landwirt, hatte schon 1774 seine Frau und seine zwei Kinder geimpft. Doch Jenner war der erste, der die Impfung wissenschaftlich untersuchte, und er kämpfte trotz anfänglicher Widerstände für seine Technik. Tatsächlich verbreitete sie sich erstaunlich schnell. 1800 waren manchen Schätzungen zufolge bereits 100 000 Menschen geimpft. Präsident Thomas Jefferson ließ seine Familie impfen, George Washington und Napoleon ihre Armeen. 1807 wurde die Impfung in Bayern Pflicht, andere Länder folgten. Schon 1801 schrieb Jenner in einem achtseitigen Pamphlet, was er als das Ziel der Vakzinierung sah: »Die Auslöschung der Pocken, der grausamsten Geißel der Menschheit, muss das Endergebnis dieses Brauchs sein.«

Der Weg zur Null

Nachdem die Weltgesundheitsorganisation sich entschieden hatte, die Pocken auszurotten, passierte zunächst nicht viel. Einige Länder wie zum Beispiel China machten zwar Fortschritte, doch in anderen Ländern tat sich nichts. Die Pocken hatten für die WHO keine Priorität. Etwa eine Milliarde Menschen lebten in Gebieten, in denen es noch die Pocken gab. Sie zu impfen hätte bei etwa 10 Cent pro Impfung knapp 100 Millionen Dollar gekostet. Tatsächlich gab die WHO in den frühen 60er-Jahren aber weniger als eine halbe Million Dollar für die Kampagne aus. Die Pläne waren den einzelnen Ländern überlassen, nur eine Handvoll Angestellte der WHO arbeiteten an dem Programm. Hinzu kam, dass sich Erfolge schwer messen ließen, weil die Überwachung so schlecht war. Viele Pockenfälle wurden übersehen. Und ohne Erfolgsmeldungen nahm die Kampagne nie an Fahrt auf. Was fehlte, war ein großer Plan.

Der kam Mitte der 60er-Jahre. Damals begannen die USA unter Präsident Lyndon B. Johnson sich stärker zu engagieren und auch in der WHO wuchs die Überzeugung, dass es tatsächlich gelingen könnte, die Krankheit zu besiegen. WHO-Chef Candau machte nun einen konkreten Vorschlag, ein intensiveres Programm, das die Pocken endgültig ausrotten sollte. Die WHO würde für die Anstrengungen mehr Geld zur Verfügung stellen, eine Abteilung zur Ausrottung der Pocken würde geschaffen werden. Als eine Lehre aus anderen Ausrottungsprogrammen wurden keine strengen Regeln für alle Länder aufgestellt, sondern es wurde ein Leitfaden entworfen, der den nationalen Programmen Flexibilität ließ. Die Weltgesundheitsversammlung, das Treffen aller Gesundheitsminister der WHO, debattierte den Vorschlag drei Tage lang. Am Ende wurde er mit zwei Stimmen Mehrheit angenommen.

Erst jetzt begann die Kampagne richtig. Das Grundgerüst war simpel: Jedes Krankenhaus in betroffenen Ländern sollte einmal die Woche einen Bericht über Pockenfälle erstellen. Sobald ein Ausbruch erkannt wurde, sollten Gesundheitsteams dorthin eilen, Erkrankte isolieren und alle Menschen in der Region impfen, egal ob sie bereits geimpft worden waren oder nicht. Epidemiologen nutzten Jeeps, Motorräder und Hubschrauber, um Kranke zu finden und Gesunde zu schützen.

Auch eine neue Erfindung wurde eingesetzt: Die Bifurkationsnadel. Der Forscher Benjamin Rubin hatte sie entwickelt zunächst aus einer Nähnadel, deren Nadelöhr er abgeschliffen hatte, bis eine Öffnung entstand. Es war eine brillante Erfindung. Bislang war der Impfstoff meist verabreicht worden, indem ein abgemessener Tropfen auf die Haut gegeben wurde und die Haut dann mit einer Nadel oder einem Messer angeritzt wurde. Doch das war nicht leicht zu lernen, funktionierte manchmal nicht und konnte zu Infektionen führen. Amerikanische Forscher hatten auch eine Impfpistole entwickelt, doch die komplizierte Maschine war anfällig und musste häufig repariert werden.

Dagegen war die neue Nadel billig, simpel und leicht zu transportieren. Sie konnte unkompliziert über einer Flamme sterilisiert werden, und sie kostete weniger als einen Cent das Stück. Sie hielt den Impfstofftropfen zwischen den beiden Zangen und brauchte so nur ein Viertel der bisherigen Menge. Und die Methode ließ sich Freiwilligen in einem Dorf in weniger als einer Stunde beibringen: Die Nadel musste lediglich in den Impfstoff getaucht werden und dann 15 Mal hintereinander in einen kleinen Fleck am Oberarm gepikst werden.

Die Kampagne zeigte schnell Erfolge. 1967 kamen die Pocken noch in 44 Ländern vor. Sechs Jahre später waren es nur noch fünf: Bangladesch, Indien, Nepal, Pakistan und Äthiopien. Das schwierigste Land war Äthiopien, unter anderem weil dort 1974 ein Bürgerkrieg ausbrach. Manche Kämpfer unter-

Nach dem Sieg über die Pocken formte 1988 am Carter Center eine Gruppe von Experten, die *International Task Force for Disease Eradication*. Das Gremium beschäftigte sich mit 94 Krankheiten und kam zu dem Schluss, dass zum damaligen Zeitpunkt sechs von ihnen ausgerottet werden könnten. Inzwischen ist die Liste auf acht erweitert worden: Dracunculiasis, Polio, Masern, Mumps, Röteln, Elephantiasis, Schweinebandwurm und Frambösie.

Andere Krankheiten halten die Experten aus verschiedenen Gründen nicht oder noch nicht für ausrottbar. So ist zum Beispiel die Cholera derzeit kaum auszurotten, weil die Bakterien in der Umwelt vorkommen und dort überleben können. Und für die Tuberkulose werden bessere Impfstoffe sowie Medikamente benötigt. Gegen die Tollwut gibt es zwar einen hervorragenden Impfstoff für Wildtiere, aber diese Tiere auf der ganzen Welt damit zu erreichen ist so gut wie unmöglich. Darum lässt sich die Krankheit vermutlich nicht überall ausrotten, in den städtischen Gegenden ließe sie sich aber eliminieren.

stützten die Impfkampagnen, andere griffen sie an. Zwei Impfhelfer wurden ermordet. Ein ganzes Team wurde mitsamt seinem Piloten gekidnappt und vier Tage später wieder freigelassen. Doch am Ende gelang es den Teams, auch die letzten Fälle zu finden und die Kontaktpersonen zu impfen. 1976 war schließlich auch Äthiopien frei von den Pocken.

Doch Flüchtlinge aus dem Krieg hatten die Pocken nach Somalia getragen, und dort entstand ein neuer Krankheitsherd. Im Oktober 1977 steckte sich ein somalischer Koch namens Ali Maow Malin an. Er hatte geholfen, zwei mit den Pocken infizierte Kinder in ein Krankenhaus zu fahren. Während das Krankenhaus unter Quarantäne stand und Malin zu Hause blieb, wurden mehr als 50 000 Menschen in der Umgebung geimpft. Für das Virus gab es keine Entkommen mehr, kein Opfer, das es infizieren konnte. Malin erholte sich von der Krankheit, der letzte Mann, der sich auf natürlichem Weg mit den Pocken infiziert hatte. Zwei Jahre lang wartete die WHO und suchte intensiv nach weiteren Fällen. Doch außer dem Laborunfall in Birmingham gab es keine Erkrankungen. 1980 wurde die Krankheit für ausgerottet erklärt.

Kinderlähmung

Jenners Entdeckung markiert nicht nur den Anfang vom Ende des Pockenvirus. Sie war auch der Beginn der Impfstoff-Forschung. Heute lassen sich so Dutzende Krankheiten verhindern wie Mumps, Masern, Röteln, Keuchhusten, Tetanus oder Gelbfieber. Und es profitieren mehr Menschen auf der Welt davon als jemals zuvor. 2010 erhielten etwa 86 Prozent aller Kinder auf der Welt alle Routineimpfungen. So werden jedes Jahr Millionen Leben gerettet. Andererseits erhalten noch immer Millionen Kinder keine einzige Impfung. Manche von ihnen werden an Krankheiten sterben, die längst verhindert werden können.

Auch die größte Ausrottungskampagne unserer Zeit, der Kampf gegen das Poliovirus, den Erreger der Kinderlähmung, leidet darunter, dass der Impfstoff nicht alle Kinder erreicht. Das Virus breitet sich vor allem über den Stuhl von infizierten Kindern aus, kann aber auch durch Tröpfchen beim Niesen oder Husten übertragen werden. Die meisten Menschen merken gar nicht, dass sie infiziert sind, ihr Immunsystem wehrt den Erreger erfolgreich ab, bevor er Schlimmes anrichten kann. Doch bei etwa jedem hundertsten Kind schafft es das Virus, sich auszubreiten und Nervenzellen im Rückenmark zu befallen. Häufig wachen die Betroffenen morgens auf, haben Schmerzen und können ihre Beine oder andere Körperteile nicht mehr bewegen. Meist gehen diese Lähmungen teilweise zurück. Bevor es einen Impfstoff gab, war die Wirkung des Virus verheerend: Rund eine halbe Million Kinder starben in den 50er-Jahren jedes Jahr oder wurden durch das Virus gelähmt. Reihen von Beatmungsmaschinen, sogenannte Eiserne Lungen, füllten Krankenhäuser. Kinder, deren Atemmuskulatur das Virus lahmgelegt hatte und die zu ersticken drohten, wurden in diese Maschinen gelegt, so dass nur ihr Kopf herausragte. In der Maschine wurde abwechselnd Unterdruck und Überdruck erzeugt und so frische Atemluft in die Lunge gepumpt. Viele Kinder mussten nur einige Tage in den Maschinen verbringen, andere waren Jahrzehnte auf sie angewiesen.

1988 begann die Kampagne zur Ausrottung des Poliovirus. Damals wurden jeden Tag 1000 Kinder durch das Virus gelähmt. In den folgenden Jahren wurden hunderte Millionen Kinder geimpft, die vorher nie Zugang zu dem Schutz hatten. 1991 kam es in Peru zum letzten Fall auf dem amerikanischen Kontinent. In Europa war die Türkei 1998 das Land mit dem letzten Polio-Fall. Im Jahr 2000 war die Krankheit zu 99 Prozent besiegt.

Doch die nächsten zehn Jahre sahen keine weiteren Fortschritte. Das letzte Prozent ist eine enorme Herausforderung, die seither tausende Menschen beschäftigt und Milliarden Euro verschlingt. Zu den größten Problemen gehören bewaffnete Konflikte, die Impfprogramme gefährden. So brach das Virus in den letzten Jahren nicht zufällig im Irak und in Syrien aus. Viele Impfhelfer sind in den vergangenen Jahren ermordet worden. Wenn Polio erneut ausbricht, fällt das außerdem nicht immer sofort auf. Viele Kinder haben keine Symptome, nur etwa jedes hundertste wird gelähmt. So kann sich das Virus zunächst unerkannt ausbreiten. Heute zirkuliert das Poliovirus noch in drei Ländern: Afghanistan, Pakistan und Nigeria.

Kleine Drachen

Jimmy Carter kann sich an seine erste Begegnung mit dem kleinen Drachen erinnern: Das war in den 80er-Jahren in Ghana nahe der Hauptstadt Accra. Der frühere US-Präsident war in einem Dorf, die knapp 500 Einwohner hatten sich in einer Lichtung versammelt. »Am Rand saß eine junge attraktive Frau, die ihr Baby im Arm hielt«, erzählt Carter. »Als ich näher gegangen bin, habe ich gesehen, dass das nicht ihr Baby war, sondern ihre rechte Brust. Und aus dem Nippel kam ein Wurm.«

Das Tier war ein Medinawurm, ein Parasit, der den Menschen seit Jahrtausenden begleitet und belästigt. Im Lateinischen heißt die Krankheit *Dracunculiasis*, »kleine Drachen«. Kein Wunder, denn die Infektion mit dem Wurm kann äußerst schmerzhaft sein. Er gelangt mit verunreinigtem Trinkwasser in den Menschen. Im Wasser sind winzige Ruderfußkrebse und diese sind wiederum mit Larven des Medinawurms infiziert. Im Darm werden die Larven freigesetzt, bohren sich durch die Schleimhaut, wachsen in der Muskulatur heran und paaren sich. Nach der Paarung stirbt das Männ-

73

Dracunculiasis (Medinawurm) –
Lebenszyklus

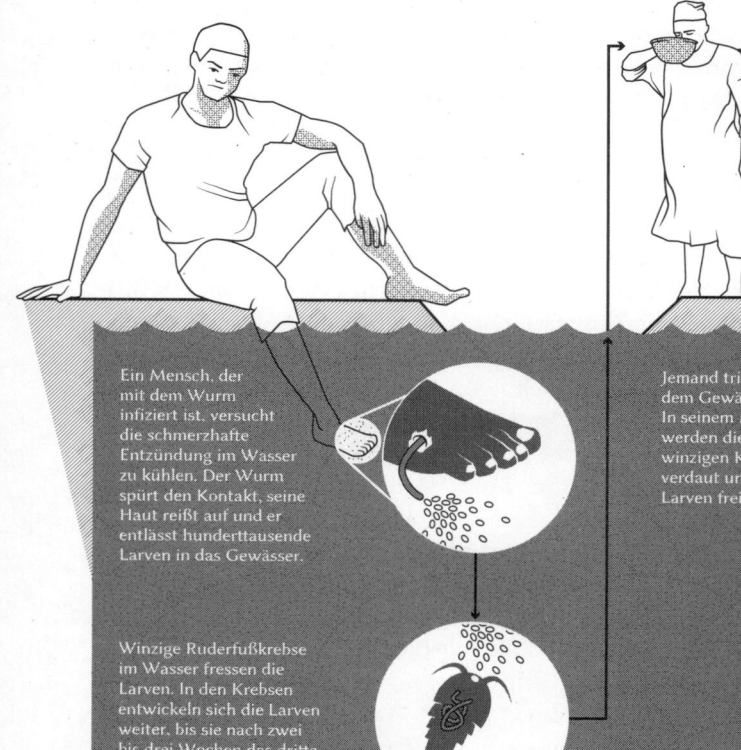

Ein Mensch, der mit dem Wurm infiziert ist, versucht die schmerzhafte Entzündung im Wasser zu kühlen. Der Wurm spürt den Kontakt, seine Haut reißt auf und er entlässt hunderttausende Larven in das Gewässer.

Jemand trinkt aus dem Gewässer. In seinem Magen werden die winzigen Krebse verdaut und die Larven freigesetzt.

Winzige Ruderfußkrebse im Wasser fressen die Larven. In den Krebsen entwickeln sich die Larven weiter, bis sie nach zwei bis drei Wochen das dritte Larvenstadium erreichen.

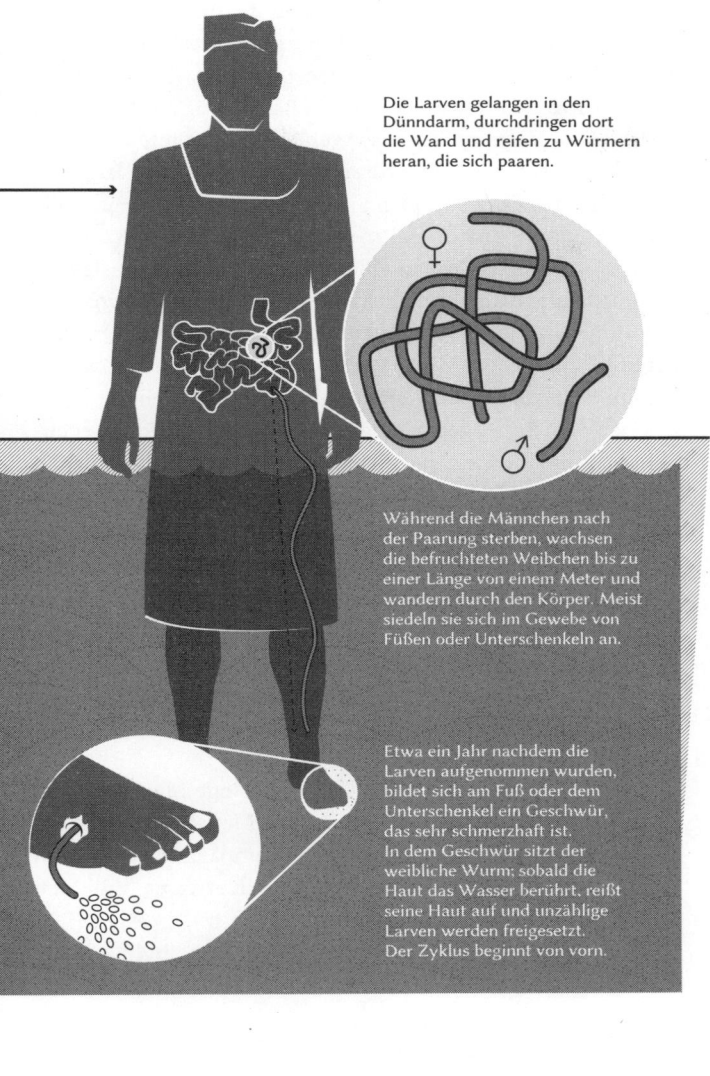

Die Larven gelangen in den Dünndarm, durchdringen dort die Wand und reifen zu Würmern heran, die sich paaren.

Während die Männchen nach der Paarung sterben, wachsen die befruchteten Weibchen bis zu einer Länge von einem Meter und wandern durch den Körper. Meist siedeln sie sich im Gewebe von Füßen oder Unterschenkeln an.

Etwa ein Jahr nachdem die Larven aufgenommen wurden, bildet sich am Fuß oder dem Unterschenkel ein Geschwür, das sehr schmerzhaft ist. In dem Geschwür sitzt der weibliche Wurm; sobald die Haut das Wasser berührt, reißt seine Haut auf und unzählige Larven werden freigesetzt. Der Zyklus beginnt von vorn.

chen und das Weibchen wächst auf bis zu einen Meter heran und nistet sich meist unter der Haut des Fußes, aber manchmal auch an anderen Orten ein. Dort entsteht ein Geschwür, das aufplatzt, wenn es mit Wasser in Berührung kommt. Dann entlässt der Wurm tausende Larven ins Wasser und zieht sich danach wieder zurück. Das passiert mehrere Wochen lang und ist äußerst schmerzhaft. Dann stirbt der Wurm. Jahrtausende haben Menschen nicht viel mehr gemacht, als den Kopf des Wurms an ein Stück Holz zu binden und dann langsam Tag für Tag vorsichtig, damit er nicht abreißt, ein wenig aufzuwickeln, und ihn so aus dem Körper zu ziehen. Die kleinen Drachen könnten bald aus der Welt verschwunden sein. *Dracunculiasis* könnte noch vor der Kinderlähmung ausgerottet sein.

Nach dem Erfolg gegen die Pocken waren viele Forscher euphorisch und wollten die nächste Krankheit angehen. Schon 1981 begann die Kampagne, *Dracunculiasis* auszurotten, seit 1986 wird sie vom Carter Center, der Organisation von Jimmy Carter, geleitet. Einerseits gibt es weder einen Impfstoff noch ein Medikament dagegen und die Inkubationszeit von einem Jahr erschwert die Arbeit, da sich Erfolge oder Misserfolge erst im nächsten Jahr offenbaren. Andererseits lässt sich *Dracunculiasis* im Gegensatz zu anderen Leiden alleine dadurch ausrotten, dass alle Menschen Zugang zu sauberem Trinkwasser erhalten.

Die Kampagne des Carter Centers bringt Menschen vor allem bei, ihr Trinkwasser zu filtern und Menschen mit einem Wurm nicht ins Wasser zu lassen. Die Kampagne ist auf einem guten Weg. 1980 infizierte der Parasit noch etwa 3,5 Millionen Menschen auf der Welt. 2015 waren es 25.

Trotz aller Pläne und Prognosen: Die Pocken sind bis heute die einzige menschliche Infektionskrankheit, die erfolgreich ausgerottet wurde. Eine weitere Krankheit hat die Menschheit von der Erde verjagt, sie befiel allerdings nur Tiere: die Rinderpest. Warum ist es dem Menschen in den vergangenen 40 Jahren nicht gelungen, weitere Krankheiten auszurotten?

Zum einen gibt es nur eine begrenzte Anzahl von Erregern, für die eine Ausrottung überhaupt vorstellbar ist. Marburg, Ebola oder Gelbfieber können nicht ausgerottet werden, da sie im Tier ein Reservoir haben.

Zum anderen ist es ungeheuer schwer, einen Erreger auszurotten. Das Poliovirus und der Medinawurm sollten schon vor über 15 Jahren ausgerottet sein. Doch die Aufgabe dauert länger als gedacht. Andere Vorhaben sind gescheitert und wurden aufgegeben.

Ein Grund dafür: Ausrottungskampagnen können leicht Opfer ihres Erfolgs werden. Ist eine Krankheit einmal deutlich zurückgedrängt und ihr Schrecken tritt in den Hintergrund, sinkt auch das Interesse von Geldgebern, und es wächst der Widerstand bei vielen Menschen, die die Krankheit nicht mehr als ein Problem sehen. Sie lehnen Impfkampagnen möglicherweise als unnötig ab oder fordern, dass das Geld zur Bekämpfung von Krankheiten ausgegeben werden sollte, die weit mehr Menschen krank machen. Gleichzeitig wächst paradoxerweise der Aufwand, da die letzten Fälle einer Krankheit meist in schwer zu erreichenden Gegenden, häufig in Krisen- oder Kriegsgebieten, zu finden sind.

Dass noch immer Kinder an den Masern erkranken und sterben, ist enttäuschend. Es lohnt aber auch, sich vor Augen zu führen, wie weit die Menschheit im Kampf gegen Infektionskrankheiten gekommen ist. Auch wenn die Pocken als einzige Krankheit ausgerottet wurden, viele andere Krankheiten muss ein großer Teil der Weltbevölkerung heute nicht mehr fürchten. Dabei waren sie früher ein ganz normaler Teil des Lebens.

Natürlich ist die Ausrottung einer Krankheit ein besonders großer Erfolg, der über Jahrzehnte Leben rettet und Geld spart. So leben heute Millionen Menschen auf der Welt, die vermutlich an den Pocken gestorben wären und laut einer Schätzung sparen die USA dank der Ausrottung alle 26 Tage das gesamte Geld ein, das in die Kampagne geflossen ist.

Doch so endgültig das Wort »Ausrottung« klingt, im 21. Jahrhundert ist selbst das nicht mehr unumkehrbar.

Wiederauferstehung

Nachdem der Sieg über die Pocken verkündet worden war, entschied sich die Weltgemeinschaft, alle noch in Laboren vorhandenen Proben der Pocken entweder zu zerstören oder an eines von zwei Hochsicherheitslaboren zu geben. So lagern die vermutlich letzten Pockenstämme heute an zwei Orten: In den CDC-Laboren in Atlanta, Georgia und dem Staatlichen Forschungszentrum für Virologie und Biotechnologie in Nowosibirsk.

Seit Jahren wird darüber diskutiert, was mit diesen letzten Vertretern geschehen soll. Die einen fordern, die Viren zu vernichten und so zu verhindern, dass sie in falsche Hände gelangen oder dass Menschen durch einen Laborunfall zu Schaden kommen. Die anderen wollen, dass die Viren zumindest für manche Forscher zugänglich bleiben.

In gewisser Weise ist dieser Streit inzwischen überholt. 2016 bestellte der kanadische Pockenforscher David Evans mehrere lange Erbgutstücke (dafür gibt es eine Reihe speziali-

sierter Firmen) und setzte diese dann zum Erbgut der Pferdepocken zusammen. Das Erbgut schleuste er in eine Zelle, die
mit anderen Pockenviren infiziert war. Die Zelle baute daraufhin kleine Viruspartikel, die das künstliche Erbgut enthielten:
Pferdepocken. Das ganze dauerte ein halbes Jahr und kostete
weniger als 100 000 Euro.

Die Pferdepocken sind für den Menschen zwar harmlos,
aber sie sind mit den Pocken eng verwandt und gelten wie diese als in der Natur ausgestorben. Es gibt keinen Grund, warum
Evans Methode nicht auch erlauben würde, die Pocken wieder-
zubringen. Forscher hatten schon seit Jahren gesagt, dass das
theoretisch möglich sei. Nun hatte Evans es auch praktisch gezeigt.

Manche Sicherheitsexperten kritisierten, Evans hätte das
Experiment nie machen dürfen. Zu groß sei das Risiko, dass so
langfristig auch Terroristen oder Schurkenstaaten lernen, das
Pockenvirus nachzubauen. Doch Evans sieht das anders. »Habe ich das Risiko erhöht? Vielleicht. Ich weiß es nicht. Aber
das Risiko war immer da.« Er hat das Experiment zumindest
teilweise gemacht, um die Diskussion zu beenden, ob die Pocken nun zurückkehren können oder nicht. »Die Welt muss
einfach die Tatsache akzeptieren, dass man das machen kann
und jetzt müssen wir die beste Strategie finden, um damit umzugehen«, sagt er.

Eine dieser Strategien ist klar: Die Welt muss weiter einen
Impfstoff gegen die Pocken parat haben. So hat die WHO in der
Schweiz etwa 2,4 Millionen Impfstoffdosen eingelagert und
zahlreiche Länder wie Deutschland und die USA haben ihren
eigenen Vorrat. Weltweit liegen schätzungsweise 600 bis
700 Millionen Dosen des Impfstoffes bereit.

Der Ebola-Ausbruch in Westafrika flackerte noch einige Male kurz auf. Am 9. Juni 2016 wird der Ausbruch dann endgültig für beendet erklärt. Mehr als 28 000 Menschen sind erkrankt, mehr als 11 000 von ihnen gestorben.

Aber was bedeutet, dass der Ausbruch vorbei ist? Foday Gallah war Krankenwagenfahrer in Monrovia. Als er einen kleinen Jungen, den letzten Überlebenden in seiner Familie, in ein Behandlungszentrum brachte, infizierte sich Gallah mit Ebola. Er überlebte, aber nun leidet er unter chronischen Kopfschmerzen, hat Mühe, sich an viele Dinge zu erinnern. Sein linkes Knie schmerzt, seine Augen brennen und manchmal sieht er doppelt. Menschen, die Ebola überlebt haben, leiden mit höherer Wahrscheinlichkeit unter Hörverlust, Sehproblemen, Schlafstörungen und anderen Symptomen. Viele Überlebende kämpfen wie Gallah um ein Leben nach dem Überleben. Sie ringen mit den Spätfolgen einer katastrophalen Krankheit, mit Ausgrenzung und Stigmatisierung, mit ihrer Erinnerung.

Und auch für die Region ist der Kampf nicht wirklich vorbei. Westafrika ist nicht mehr wie vorher. Alle wissen: Irgendwann wird Ebola vermutlich wiederkommen. Die Frage ist nur, wann und wo genau.

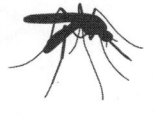

Vorhersage

Es ist Neumond und im Urwald ist es so finster wie in der Tiefsee. Vier Männer sitzen in der Dunkelheit auf Plastikstühlen und warten. Die Nacht ist heiß, doch sie tragen langärmelige Kleidung, Handschuhe und Atemmasken. Über den Männern hängt ein riesiges Netz zwischen den Bäumen. Sie lauern auf ihre Beute wie Fischer der Lüfte.

Die Männer lauschen. Sie interessieren sich nicht für das Zirpen der Grillen oder das Quaken der Frösche. Sie horchen auf ein anderes Geräusch: ein kurzes, heiseres Bellen. Das sind die Rufe der Hammerkopf-Flughunde. Auf diese Tiere haben es die Männer abgesehen. Nacht für Nacht versammeln sich Dutzende Hammerköpfe in diesem Waldstück im Norden der Republik Kongo. Mit einer Flügelspannweite von bis zu einem Meter sind es die größten Fledertiere Afrikas. Und manchen Forschern gelten sie als der heißeste Kandidat für das Versteck des Ebola-Virus.

Ich bin in den Kongo gekommen, um einen dieser Wissenschaftler, den Niederländer Vincent Munster, zu begleiten. Er kommt seit Jahren hierher und zeltet mit seinen Kollegen im Urwald. Nachts stehen die Forscher auf, um die Tiere zu fangen und ihnen Blut abzunehmen. Sie hoffen, darin das Ebolavirus nachweisen zu können.

Es wäre ein ungemein wichtiger Fund. Wenn die Hammerköpfe tatsächlich das Reservoir für Ebola sind, dann stehen diese Tiere am Anfang jedes Ebola-Ausbruchs. Von ihnen springt das Virus irgendwie, meist wohl in mehreren Schritten, auf den Menschen über. Aber in gewisser Weise sind die Hammerköpfe dann auch das Ende. Denn nach jedem Ausbruch zieht sich das Virus wieder in sein Versteck zurück. Und lauert. Ist das Versteck einmal gefunden, könnte das helfen zu verstehen, welche Faktoren zusammenkommen müssen, damit das Virus wieder aus seinem Versteck hervorbricht. So könnte der Mensch eines Tages vielleicht einmal das Risiko eines Ebola-Ausbruchs ebenso vorhersagen wie er die Wahrscheinlichkeit berechnen kann, dass es in einer bestimmten Region regnen wird.

Denn selbst wenn der Mensch Ausbrüche erfolgreich bekämpft und manche Krankheiten sogar ganz besiegt: Der nächste Ausbruch, die nächste Krankheit kommt bestimmt. Erreger wie Ebola lassen sich kaum ausrotten. Wir können nur versuchen, Ausbrüche vorherzusagen und uns vorzubereiten. Und es gibt andere Erreger, die wir nicht einmal kennen. Hunderte, tausende Ebolas warten in der Natur.

Bekannte Unbekannte

Jedes Jahr im Februar treffen sich in Genf Experten aus aller Welt, um die Zukunft vorherzusagen. Im Auftrag der Weltgesundheitsorganisation sollen sie abschätzen, welche Stämme der Grippe in neun oder zehn Monaten in der Nordhalbkugel das größte Risiko darstellen werden. Diese Viren werden dann zur Grundlage von hunderten Millionen Dosen Impfstoff gemacht, die in den nächsten Monaten von Unternehmen auf der ganzen Welt produziert werden.

Drei Tage lang begutachten die Experten eine riesige Menge an Daten. Kein anderes Virus wird so genau beobachtet wie das Grippevirus. Das ganze Jahr über werden auf der ganzen Welt Proben von Patienten mit Influenza genommen und überprüft. Tausende dieser Virus-Isolate landen in einem von fünf WHO-Zentren, in London, Melbourne, Atlanta, Tokyo und Beijing, wo sie sequenziert und untersucht werden.

Die Experten in Genf stützen sich also auf Informationen aus der ganzen Welt, wenn sie ihre Entscheidung treffen. Trotzdem liegen sie nicht immer richtig. 2014 wählten sie unter anderem den Stamm A/Texas/50/2012 aus, ein Virus, das erstmals 2012 in Texas isoliert wurde. Doch als die Grippesaison schließlich begann, war dieser Stamm weitgehend verdrängt worden von einem leicht veränderten Virus. Der neuere Stamm war das beherrschende Virus der Saison und der Impfstoff schützte kaum davor. Nur etwa jeder fünfte, der sich hatte impfen lassen, hatte einen ausreichenden Schutz gegen diesen Virustyp aufgebaut. Die Folge: Viele Menschen erkrankten trotz Impfung an der Grippe.

Die Episode zeigt, wie schwer es ist, Mikroben auch nur ein paar Monate zuvorzukommen. Und Forscher wollen viel mehr als das: Sie wollen vorhersagen, wann bestimmte Infektionskrankheiten auftreten und langfristig sogar solche Seuchen bekämpfen, die noch gar keine Seuchen sind.

Die Herausforderungen sind bei verschiedenen Krankheiten sehr unterschiedlich. Die Grippesaison beginnt jedes Jahr zuverlässig zur gleichen Zeit. Auch andere Krankheitsausbrüche sind erwartbar: Wo Krieg oder Naturkatastrophen sauberes Wasser zur Seltenheit machen, folgt bald die Cholera. Wo

Impfprogramme gestört sind, tauchen Masern und Polio wieder auf. Doch viele Krankheiten tauchen ohne erkennbares Muster an verschiedenen Orten und zu verschiedenen Zeiten auf. Bei ihnen, bei Krankheiten wie Ebola, wird die Vorhersage äußerst schwer. Das liegt daran, dass wir nach wie vor so wenig über die Ökologie dieser Erreger wissen. Um mehr zu erfahren, müssen Forscher raus aus dem Labor in die Natur.

Zwei Stunden nach Mitternacht beginnt Munsters Arbeitstag im dunklen Urwald. Zu diesem Zeitpunkt haben seine Kollegen das Netz bereits gespannt, einige Flughunde gefangen und sie jeweils in einen kleinen Sack gepackt. Munster und die Epidemiologin Sarah Olson nehmen sich diese Säcke einen nach dem anderen in einem Zelt vor, das als improvisiertes Labor dient. Die Rückwand ist aus Bananenblättern aufgebaut und über dem Brummen des Generators ist das Bellen der Hammerköpfe zu hören. Aber im Licht der Stirnlampen arbeiten die beiden Forscher konzentriert wie in einem Hochsicherheitslabor.

Olson trägt zwei Lagen Plastikhandschuhe, die mit Paketband an ihrem Schutzanzug befestigt sind, darüber ein paar Lederhandschuhe. Außerdem eine Atemmaske und einen Schutzschirm. Sie versucht, in dem geschlossenen Sack den Kopf des Tieres zu finden, dann nimmt sie das Genick mit Daumen und Zeigefinger in die Zange und holt das Tier heraus. Munster, ebenfalls in Schutzkleidung, drückt auf die Blase und sammelt eine winzige Urinprobe. Er beginnt, das Tier zu mustern und zu messen, während ein Kollege alles aufschreibt. »Hypsignathus monstrosus«, sagt Munster. Monströs ist am Hammerkopf höchstens der Name. Der riesige Kopf, die Glupschaugen, das gespaltene Kinn und die nach unten geschälte Unterlippe erregen eher Mitleid als Furcht. »Herzerwärmend hässlich«, sagt Olson.

Die Forscher begutachten das Fell des Flughundes. »Guter gesundheitlicher Zustand«, sagt Munster. Der Virusökologe nimmt Proben aus dem Mund, den Nasenlöchern, dem After. Dann kommt der gefährlichste Teil. Während Olson das Tier festhält, führt Munster eine Nadel in eine Vene im Flügel ein und zieht langsam Blut. Er muss das mit einer Hand machen, weil er mit der anderen den Flügel festhält. »Da muss man äußerst vorsichtig sein«, sagt er, »schließlich geht es hier um Ebola.«

Viele Forscher haben schon nach Ebola gesucht. Sie haben vereinzelt Hinweise gefunden: Antikörper, Zeichen einer überstandenen Infektion und sogar Virus-Erbgut. Aber bisher ist es niemandem gelungen, ein lebendes Virus aus einem Fledertier zu isolieren. Trotz zahlreicher Hinweise fehlt der letzte Beweis, welche Tierart nun das wichtigste Reservoir für Ebola ist. Fest steht nur: wo immer Ebola lauert, es ist offenbar selten. Infizieren sich junge Tiere und tragen das Virus nur kurze Zeit in sich? Eine Art Kinderkrankheit für Flughunde? Oder ist es eine seltene Infektion, die nur wenige Tiere betrifft? Wenn ja, welche? Haben Forscher bislang zur falschen Zeit gesucht oder am falschen Ort? Oder beides? Antworten auf all diese Fragen sind wichtig, wenn Forscher verstehen wollen, wann und wo Ebola am ehesten auf den Menschen überspringt.

Steht erst einmal fest, welches Tier das Virus trägt, können Forscher anhand seiner Verbreitung grob abschätzen, wo Menschen in Gefahr sind. Sie können dort die Bevölkerung gezielt aufklären, medizinisches Personal darin schulen, worauf sie achten sollten. So könnten sie helfen, Ausbrüche zu verhindern oder zumindest früh zu erkennen. Und sie können gezielt untersuchen, wann das Virus in den Tieren häufig vorkommt und wie genau es von den Fledermäusen zum Menschen kommt.

Um anzufangen, all diese Fragen zu beantworten, müssen Forscher erst einmal das Virus finden. Das ist offenbar schon schwer genug. Dabei wissen Forscher immerhin, wonach sie suchen, was sie herausfinden müssen. Das sind gewissermaßen die bekannten Unbekannten. Schwerer wird es, all die Erreger zu finden, die dem Menschen gefährlich werden können, die wir aber noch gar nicht kennen, die unbekannten Unbekannten. Denn das ist das Fernziel für die meisten Virusökologen: Gefährliche Erreger zu erkennen, bevor sie überhaupt auf den Menschen übergesprungen sind.

Seuchen und Säuger

Wissenschaftler haben 335 Erreger gezählt, die zwischen 1940 und 2004 neu aufgetreten sind oder sich plötzlich massiv verbreitet haben. Einige davon sind veränderte Formen bekannter Erreger wie Grippe oder Tuberkulose. Andere sind Krankheiten, die schon länger bekannt sind, aber plötzlich an Häufigkeit zunehmen. Aber ein beträchtlicher Teil stammt von Tieren und ist völlig neu im Menschen. Lassen sich auch diese Krankheiten irgendwie vorhersagen? Kann der Mensch das nächste HIV erkennen, bevor es zur weltweiten Plage wird?

Manche Forscher glauben, dass das zumindest ansatzweise gelingen könnte. Würde der Mensch alle Viren kennen, die es in der Natur gibt, könnte er versuchen, die zu identifizieren, die am ehesten das Potenzial haben, sich auch im Menschen auszubreiten und ihn krank zu machen. Dann könnte die

Menschheit sich auf die gefährlichsten Erreger vorbereiten. »Das wäre der Anfang vom Ende von Pandemien«, sagt Peter Daszak, Forscher bei der EcoHealthAlliance in New York, einer Non-Profit-Organisation, die es sich zum Ziel gemacht hat, das Zusammenspiel von Menschen und Tieren zu erforschen und so zur Gesundheit beider beizutragen.

Daszak gehört zu einer Gruppe von Wissenschaftlern, die glauben, dass sich Pandemien in Zukunft verhindern lassen werden. In Wäldern und Wüsten, Höhlen und Hochgebirgen fangen sie Fledermäuse und Vögel, untersuchen Nutztiere und Nagetiere um herauszufinden, welche Erreger sie tragen. Stück für Stück erkunden sie so das verborgene Universum der Viren auf der Welt.

Die meisten Forscher konzentrieren sich dabei auf Säugetiere. Das hat mehrere Gründe: Der Mensch ist selbst ein Säugetier, und es dürfte Erregern, die andere Säugetiere infizieren, leichter fallen, sich auch im Menschen zu vermehren als etwa Erregern aus Fischen, Vögeln oder Echsen. Außerdem leben manche Säugetiere sehr eng mit dem Menschen zusammen, ob als Kulturfolger wie Ratte oder Kojote, als Nutztier, Haustier oder Jagdtier. Zusammen mit anderen Forschern hat Daszak 2013 eine erste Schätzung vorgelegt, wie viele Viren es in Säugetieren noch zu entdecken gibt: 320 000. Eines von ihnen könnte die nächste tödliche Seuche auslösen.

Eine Säugetier-Gruppe, die besonders viel Aufmerksamkeit bekommen hat, sind die Fledertiere. Die Fledertiere sind eine Ordnung im Tierreich, zu der sowohl die Fledermäuse als auch die Flughunde gehören. Rund 1100 Arten gibt es, das bedeutet, etwa jede fünfte Säugetierart ist ein Fledertier. Und Virusforscher stoßen immer wieder auf diese Tiere, wenn sie den Ursprung von Krankheiten erforschen: Marburg, Ebola, Sars.

Immer wieder scheinen Fledertiere zumindest eine wichtige Rolle zu spielen.

Während manche Forscher schon vor zehn Jahren argumentierten, dass irgendetwas besonders ist an den Tieren, hielten andere dagegen, dass es einfach sehr viele Fledertierarten gebe und Forscher diese außerdem besonders gerne auf Viren untersuchten. Es war einer jener Streite, wie es sie in der Wissenschaft immer wieder gibt. Auf der einen Seite standen Forscher wie Linfa Wang, ein Virusforscher, der seit vielen Jahren ein Team leitet, das sich das *Bat pack* nennt, die Fledermausgruppe. »Fledermäuse sind besonders«, war sein Motto auf Konferenz nach Konferenz. Einige Forscher hielten dagegen, darunter Peter Daszak, der sagte, es gebe keine Hinweise darauf, dass bei Fledermäusen wirklich irgendetwas Besonderes passiert.

Daszak und seine Kollegen versuchten die Frage zu beantworten, indem sie sich sämtliche bekannte Viren anschauten, die Säugetiere infizieren, insgesamt 586 Viren, die in 754 verschiedenen Tierarten gefunden worden waren. Daraus versuchten sie vorherzusagen, wie viele Viren es bei jeder Säugetierart noch zu finden gibt. Das Ergebnis: Im Schnitt gebe es in jeder Fledermausart noch 17 unentdeckte Viren, die auf den Menschen überspringen könnten. Bei Nagetieren und Affen dagegen nur zehn. »Als Wissenschaftler akzeptiert man die Ergebnisse seiner eigenen Studie, auch wenn sie beweisen, dass man falsch lag«, sagte Daszak, als die Ergebnisse 2017 erschienen. »Linfa hatte Recht: Fledermäuse sind besonders.«

Es mag noch nicht jeder Forscher überzeugt sein davon, aber es sind genug, dass sich die Forschung langsam verlagert. Die Frage für viele lautet nicht mehr: »Sind Fledermäuse besonders?«, sondern: »Warum sind Fledermäuse besonders?«

Es gibt dazu eine ganze Reihe Theorien: Zum einen leben die Tiere in riesigen Kolonien, manchmal Millionen von ihnen dicht gedrängt in einer Höhle. Das könnte es leichter machen für Viren, sich auszubreiten. Andere Forscher glauben, dass es vor allem mit ihrem Immunsystem zu tun hat. Wang zum Beispiel vermutet, dass die Tiere ein schlecht ausgebildetes Immunsystem haben, weil sie einen Großteil ihrer Energie darauf verwenden, beim Flug anfallende schädliche Stoffe zu entschärfen.

Gefahr aus dem Labor

Selbst wenn es Wissenschaftlern gelingen sollte, alle Viren zu entdecken, die Säugetiere tragen, wäre das erst einmal nur ein riesiger Berg an Daten. Hunderttausende Virussequenzen, aber welche von ihnen sind wichtig? Um herauszufinden, welche Erreger auf den Menschen überspringen könnten, können Forscher die Sequenzen mit bekannten menschlichen Erregern vergleichen und so nah verwandte Viren erkennen, die besonders gefährlich sein könnten. Aber das ist nur eine erste Einschätzung und für wirklich neue Viren lässt sich so auch kaum eine sichere Aussage machen. Letztlich müssten Forscher im Labor untersuchen, wie gefährlich die verschiedenen Mikroben für den Menschen sein könnten. Sie müssten schauen, ob sie in menschliche Zellen eindringen und sich dort vermehren können, ob sie die Zelle schädigen, töten.

Aber Krankheitserreger können sich ändern. Mit der Zeit können Erreger, die harmlos schienen, gefährlich werden. Manche Viren brauchen nur eine kleine Veränderung, eine zufällige Mutation, und sie könnten eine Katastrophe auslösen.

Das beste Beispiel ist ein Virus, das Forscher seit Jahren bang beobachten: das Vogelgrippevirus H5N1. Es infiziert Menschen nur selten – aber wenn, dann tötet es sie mit erschreckender Effizienz. Seit 2003 haben sich laut Weltgesundheitsorganisation 859 Menschen mit H5N1 infiziert, 453 von ihnen starben. Das ist eine Todesrate von mehr als 50 Prozent. Zum Vergleich: Die Spanische Grippe tötete etwa zwei Prozent aller Infizierten. Das war genug, um mehr als 50 Millionen Menschen auszulöschen.

Die Frage, die Forscher umtreibt: Könnte H5N1 sich an den Menschen anpassen? Könnte ein Virus entstehen, das so tödlich ist, wie das jetzige H5N1, sich dabei aber so rasant von Mensch zu Mensch ausbreitet, wie einst die Spanische Grippe? Welche Veränderungen wären dafür nötig?

Der Forscher Ron Fouchier vom Erasmus Medical Center der Universität Rotterdam und sein Team, zu dem damals auch Munster gehörte, haben versucht, das Schreckensszenario im Labor wahr werden lassen. Zunächst änderten die Wissenschaftler das Erbgut von H5N1 an einigen Stellen, von denen bekannt ist, dass sie für die Anpassung an Säugetiere eine Rolle spielen. Aber die Mutationen reichten nicht aus, um den Erreger zum Säugetiervirus zu machen. Dafür war ein weiterer Schritt nötig: Die Forscher infizierten ein Frettchen mit dem Erreger, dann entnahmen sie dem kranken Tier Viren und infizierten damit ein gesundes Frettchen. Nach mehreren Wiederholungen erkrankten die Frettchen in benachbarten Käfigen ganz von selbst. Das Virus hatte sich angepasst und konnte sich nun über winzige Tröpfchen in der Luft ausbreiten. Nur eine Handvoll Mutationen waren dafür nötig.

Für viele Forscher war das eine interessante Erkenntnis. Es zeigte, dass das Virus tatsächlich das Potenzial hat, zu einem gefährlichen menschlichen Erreger zu werden. Vermutlich gibt es in der Natur verschiedene Wege für das Virus, dieses Ziel zu erreichen, aber Fouchier hatte nun zumindest einen davon gezeigt. Sollten Grippeexperten in der Natur Virusvarianten finden, die einige der nötigen Mutationen tragen, wäre das eine Warnung, dass das Virus sich in eine gefährliche Richtung entwickelt.

Nicht alle Forscher waren von Fouchiers Arbeit begeistert. Manche fanden sein Vorgehen verantwortungslos. Was, wenn Terroristen die Erkenntnisse nutzen würden, um ganz gezielt so ein gefährliches Virus herzustellen? Ein US-amerikanisches Gremium empfahl zunächst, die Ergebnisse nicht in allen Details zu veröffentlichen. Zu groß sei das Risiko, dass das Wissen missbraucht werden könnte. Die Forschergemeinschaft verpflichtete sich im Januar 2012 zunächst, keine derart gefährlichen Experimente am Grippevirus H5N1 durchzuführen, und stattdessen das weitere Vorgehen zu diskutieren. Ein Jahr später wurde das Moratorium wieder aufgehoben.

Die Diskussion über Forschungsergebnisse, die für böse Zwecke missbraucht werden könnten, hält allerdings an. Sie ist nicht neu. Sogenannte *Dual-Use*-Forschung ist so alt wie die Forschung selbst. Senfgas und andere Substanzen, die Chemiker in der Forschung entdeckten, wurden Jahrzehnte später als chemische Waffen im Ersten Weltkrieg eingesetzt. Die Forschung, die die Kernenergie begründete, hat auch zur Atombombe geführt. Und gerade im Bereich von Infektionskrankheiten gibt es zahlreiche Beispiele. So bauten Forscher schon 2001 das Erbgut des Poliovirus nach und infizierten damit Mäuse. Die Gensequenzen, aus denen sie den Erreger der Kinderlähmung zusammensetzten, bestellten sie bequem über das Internet. Wie im vorigen Kapitel beschrieben, lässt sich

auch das Pockenvirus heute vermutlich mit Hilfe der syntheti-
schen Biologie wieder herstellen. Und 2005 gelang es Forschern, die Erbgutsequenz des Virus, das 1918 als Spanische
Grippe um die Welt ging, zu rekonstruieren und das Virus im
Labor zu züchten.

Der gezielte Missbrauch solcher Forschungsergebnisse ist
nur ein Aspekt, der manchen Menschen Sorgen bereitet. Aber
eine andere Frage steht ebenfalls im Raum: Was, wenn ein Virus wie das veränderte Grippevirus durch einen Unfall aus
dem Labor entkommt? Beispiele gibt es in der Geschichte der
Forschung genug. In einem der berühmtesten Fälle entwich
am 2. April 1979 eine Wolke von Milzbrandsporen aus einer
Biowaffen-Fabrik in der sowjetischen Stadt Swerdlovsk. Die
Sporen drifteten mit dem Wind in Richtung Südosten und töteten Tiere und Menschen bis zu 50 Kilometer entfernt von
der Fabrik. Mindestens 66 Menschen starben damals.

In modernen Hochsicherheitslaboren gelten strenge Sicher-
heitsregeln, die solche Katastrophen verhindern sollen. Aber
ein Zufall kann zum anderen kommen, und auch die besten Si-
cherheitsvorkehrungen können versagen.

Die Episode in Swerdlovsk zeigt neben allem anderen auch,
dass die größte Gefahr einer verheerenden Seuche in der Zukunft nicht nur von der Natur ausgehen könnte. Der Mensch
selbst ist inzwischen in der Lage, schreckliche Seuchen zu produzieren. Ob durch einen Unfall im Labor oder als gezielter
Anschlag: Wer sich über die Zukunft der Infektionskrankheiten Gedanken macht, der kommt an der Möglichkeit einer
menschgemachten Seuche nicht vorbei. Tatsächlich rollt eine
solche Epidemie längst auf den Menschen zu: Bakterien, die
gegen Antibiotika resistent sind.

Stumpfe Wunderwaffen

Wer glaubt, dass Evolution zu langsam stattfindet, um vom Menschen beobachtet zu werden, der sollte sich einmal anschauen, wie rasant sich Bakterien an die moderne Medizin anpassen. Das ist Evolution im Zeitraffer. Penicillin wurde 1928 entdeckt, und noch bevor es 1943 auf den Markt kam, fanden Forscher Bakterien, die gegen das Antibiotikum resistent waren. 1950 kam Tetracyclin auf den Markt. Die ersten Resistenzen folgten 1959. 1960 kam Methicillin, die Resistenzen tauchten 1962 auf. Wieder und wieder hat sich das Muster bei jedem neuen Antibiotikum wiederholt. Antibiotika sind so etwas wie die Wunderwaffen der Medizin. Aber wie ein Messer, das häufig benutzt wurde, ist die Waffe stumpf geworden.

Stark vereinfacht passiert das folgende: Wenn ein Mensch sich infiziert, trägt er zunächst vielleicht nur wenige hundert oder tausend Bakterien. Doch jede Zelle teilt sich wieder und wieder und so wächst die Zahl schnell zu Millionen oder Milliarden heran. Bei jeder Zellteilung wird das Erbgut kopiert und weil dabei immer auch Fehler passieren, tragen die verschiedenen Bakterienzellen winzige Unterschiede. Nimmt der Mensch nun ein Antibiotikum, tötet das die Bakterien ab. Doch wenn eine der Zellen zufällig so verändert ist, dass das Medikament ihr weniger anhaben kann, hat die Zelle einen riesigen Vorteil. Sie teilt sich weiter und unter ihren zahlreichen Tochterzellen ist vielleicht eine noch besser angepasst. Dieser Vorgang passiert so natürlich nicht in jedem Menschen, in der Regel nimmt ein kranker Mensch ein Antibiotikum und dann verschwinden die Erreger. Doch jeden Tag nehmen Millionen Menschen Antibiotika, und ab und an passiert das dann eben doch und so entstehen Bakterien, denen die Wunderwaffen nichts anha-

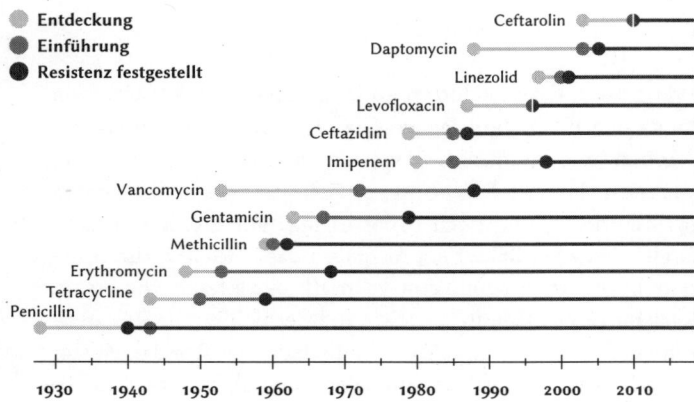

Ceftarolin
Daptomycin
Linezolid
Levofloxacin
Ceftazidim
Imipenem
Vancomycin
Gentamicin
Methicillin
Erythromycin
Tetracycline
Penicillin

1930 1940 1950 1960 1970 1980 1990 2000 2010

Bakterien haben zu jedem bislang entdeckten Antibiotikum eine Resistenz entwickelt, manchmal sogar vor der Markteinführung des Medikaments. Das Auftreten einer Resistenz bedeutet jedoch nicht, dass ein Medikament vollkommen nutzlos geworden ist.

ben können: Sie schützen sich mit dicken Hüllen, pumpen die Medikamentenmoleküle aus dem Zellinneren heraus oder zerstören sie einfach.

Die Menschheit ist dieser Entwicklung lange begegnet, indem sie immer neue Antibiotika entwickelt hat. In der Natur herrscht ein ständiges Wettrüsten: Um das Gleichgewicht zu wahren, müssen sich die Abwehrmechanismen genauso schnell entwickeln wie die neuen Methoden, sie zu umgehen. Biologen illustrieren das gerne mit dem Bild der »roten Königin«, die in *Alice im Wunderland* erklärt, sie müsse so schnell rennen wie sie könne, um auf der Stelle zu bleiben. Aber in den vergangenen Jahren sind immer weniger neue Antibiotika auf den Markt gekommen. Der Mensch hat aufgehört, so schnell zu laufen wie er kann – und fällt deswegen zurück.

Es gibt viele Gründe dafür: Für die Pharmaindustrie sind die Bakterienkiller wenig interessant. Kranke nehmen sie nur wenige Tage, und sie sind darum nicht annähernd so profitabel wie etwa ein Mittel gegen Bluthochdruck, das ein Patient jahrelang nimmt. Hinzu kommt, dass jedes neue Antibiotikum heute so kostbar ist, dass es in aller Regel als »Reserve-Antibiotikum« eingesetzt wird. Das bedeutet, Ärzte werden aufgefordert, es nur dann einzusetzen, wenn andere Antibiotika einem Patienten nicht mehr helfen. So soll die Wirksamkeit der neuen Antibiotika möglichst lange erhalten werden.

Und während der Profit sinkt, steigt der Aufwand. Für Forscher wird es immer schwerer, neue Wirkstoffe zu finden. Die meisten Antibiotika sind aus Mikroben gewonnen worden. Sie sind ursprünglich so etwas wie die Nahkampfwaffen der Mikroorganismen, mit denen sie sich gegen andere Keime durchsetzen. So stammt Penicillin vom Schimmelpilz *Penicillium notatum*, die Wirkstoffgruppe der Tetracycline wurde aus Bakterien der Gruppe *Streptomyces* gewonnen. Es gibt eine begrenzte Anzahl dieser antibiotischen Substanzen, und je mehr von ihnen der Mensch entdeckt, umso schwerer wird es, neue zu finden. Trotzdem gelingt es Forschern auch heute noch, neue Antibiotika in der Natur zu entdecken. So verkündeten Forscher 2016, dass sie ein breit wirkendes Antibiotikum in einer Bodenprobe gefunden hatten.

Weil es so schwer ist, neue Antibiotika zu entwickeln, ist es besonders wichtig, an der anderen Seite der Gleichung anzusetzen: Der Mensch muss die Entstehung von Resistenzen und ihre Ausbreitung bekämpfen.

Das größte Problem ist der breite Einsatz von Antibiotika.

So werden manche Stoffe nach wie vor in der Tierzucht eingesetzt. Vor allem werden aber jeden Tag tausenden Patienten
Antibiotika verschrieben, die gar keine brauchen, weil sie zum
Beispiel an einer Virusinfektion leiden, gegen die ein Antibiotikum machtlos ist. Je mehr Antibiotika eingesetzt werden,
umso größer ist der Vorteil der Krankheitserreger, die gegen
diese Medikamente resistent sind, und so verbreiten sie sich
immer weiter.

Manche Mediziner fürchten, es stehe ein »postantibioti-
sches Zeitalter« bevor, in dem der Mensch wieder an besiegt
geglaubten Bakterien stirbt, weil sie auf keine Medikamente
mehr reagieren. Aber nicht nur das, ein beträchtlicher Teil der
modernen Medizin baut auf Antibiotika auf: Menschen, die
operiert werden, erhalten Antibiotika, um Wundinfektionen
zu verhindern. Krebspatienten, die mit Chemotherapie behandelt werden, nehmen Antibiotika, um ihr geschwächtes
Immunsystem zu unterstützen. Das gleiche gilt für Menschen
nach Transplantationen, da ihr Immunsystem mit Medikamenten geschwächt wird, um zu verhindern, dass sie das
fremde Organ abstoßen. Ein Bericht prognostiziert, dass im
Jahr 2050 mehr als 10 Millionen Menschen an resistenten Keimen sterben könnten, mehr als an Krebserkrankungen.

Diese Warnungen sind mit Vorsicht zu genießen. Ähnlich
wie bei dem Ebola-Ausbruch schreiben sie einen Trend einfach
fort. Aber der Mensch ist in der Lage sein Verhalten zu ändern,
und es ist auch nicht unwahrscheinlich, dass bis 2050 neue
Wege entdeckt werden, um Bakterien zu bekämpfen. Klar ist
aber, dass resistente Keime sich ausbreiten und Ärzte immer
häufiger auf alte, eigentlich kaum noch genutzte Antibiotika
ausweichen müssen. Schon heute richten Resistenzen großen
Schaden an: Im Schnitt sind Patienten mit resistenten Keimen

länger in Behandlung, haben ein höheres Risiko zu sterben und ihre Behandlung ist teurer.

Wie lässt sich das Problem lösen? In Ländern wie Deutschland sollten Antibiotika in der Medizin seltener und zielgerichteter eingesetzt werden. Dafür sind vor allem schnellere Diagnosemethoden nötig. Kann ein Arzt früh ausschließen, dass sein Patient an einer bakteriellen Krankheit leidet, wird er ihm auch kein unnötiges Antibiotikum verschreiben. Auch Impfstoffe können einen Beitrag leisten, schließlich könnten sie manche Erkrankungen verhindern und so den Einsatz von Antibiotika überflüssig machen. Und in der Landwirtschaft sollten ebenfalls weniger Antibiotika eingesetzt werden. Für den Menschen besonders wichtige Medikamente sollten überhaupt nicht genutzt werden.

In Deutschland strenger mit Antibiotika umzugehen, reicht allerdings nicht. Es handelt sich um ein globales Problem. Erreger respektieren keine Grenzen, und die Resistenz, die heute in einer Klinik in Indien entsteht, ist in kürzester Zeit auch bei uns. Es ist ein Umdenken gefordert: Man sollte sich Antibiotika wie einen natürlichen Rohstoff vorstellen, der endlich ist. Mit jedem Patienten, der ein Antibiotikum erhält, wird ein Stück dieses Rohstoffs aufgebraucht.

Dabei sollte man nicht übersehen, dass, während bei uns viel zu viele Antibiotika ausgegeben werden, in anderen Ländern immer noch Menschen sterben, weil der Zugang zu den lebensrettenden Medikamenten dort nicht sichergestellt ist. Es ist wie beim Klimawandel: Die reichen Länder, die am meisten profitiert haben, fordern nun am lautesten Zurückhaltung. Dabei treffen die Auswirkungen vor allem die ärmeren Länder, die am wenigsten dazu beigetragen haben. Auch die Effekte sich ausbreitender Antibiotikaresistenzen werden zuerst in

Ländern zu spüren sein, die sich keine teuren Alternativen leisten können. 2016 habe ich einen Hamburger Studenten interviewt, der sich während eines freiwilligen sozialen Jahrs in Indien mit einer resistenten Form der Tuberkulose infiziert hatte. Der junge Mann musste zwei Jahre lang hunderte Pillen schlucken und zusätzlich Antibiotika spritzen. Das war nicht angenehm, aber es besiegte die Bakterien. In Indien wäre der junge Mann sehr wahrscheinlich gestorben.

Handelt der Mensch verantwortlich, kann er nicht nur die Gefahr von Antibiotikaresistenzen verringern. Er kann auch andere Seuchen ganz verhindern. Nur weil Fledermäuse gefährliche Erreger tragen, heißt das nicht, dass es zum Ausbruch kommen muss. Lediglich wenn der Mensch immer weiter in den Lebensraum dieser Tiere eindringt, sie verscheucht und verzehrt, kann es zu jenen schicksalhaften Begegnungen kommen, bei denen einer dieser Erreger auf den Menschen überspringt. Wer die nächste Epidemie verhindern will, der sollte vielleicht damit anfangen, für Umweltschutz zu werben. Auch die Bedingungen, unter denen zahllose Tiere in riesigen Anlagen zusammengepfercht werden, erhöhen das Risiko, dass neue Seuchen entstehen oder alte auf den Menschen überspringen.

Wenn wir über die Zukunft von Infektionskrankheiten sprechen, hat der Mensch also vieles selbst in der Hand. Er kann bestehende Krankheiten bekämpfen, indem er Menschen aus der Armut befreit, Zugang zu sauberem Wasser und zu medizinischer Versorgung sicherstellt, Impfstoffe nutzt und sich bemüht, neue Medikamente zu finden und die Wirksamkeit von älteren besser zu schützen. Und er kann verhindern, dass neue Krankheiten sich ausbreiten, indem er wilde Tiere besser schützt und Nutztiere besser behandelt. Das alles sind Ziele, die der Mensch ohnehin verfolgen sollte. Der Kampf gegen Seuchen ist nur ein weiterer Grund dafür.

Nach ein paar Nächten im Dschungel verabschiede ich mich von Vincent Munster und seinen Kollegen. Ein Fahrer bringt mich nach Ouesso, der nächstgelegenen großen Stadt, und von dort nehme ich am nächsten Tag einen Bus zurück nach Brazzaville, der Hauptstadt der Republik Kongo.

Es ist eine lange, anstrengende Fahrt unterbrochen von zahllosen Passkontrollen. Munster hat mir Fotos gezeigt: Noch vor wenigen Jahren war das hier eine holprige rote Erdpiste. Heute ist es eine asphaltierte Straße, glatt und geradeaus, 800 Kilometer nach Brazzaville. Doch rechts und links drängt der Dschungel auf die Straße.

Links neben mir im Bus sitzt ein kongolesischer Polizist. Nach ein paar Stunden fischt er eine getrocknete Fledermaus aus seiner Tasche und beginnt genüsslich, an ihr zu knabbern. Auch so könnte es beginnen, denke ich. Ein Kind, das in einem Baum voller Fledermäuse spielt. Ein Pharmamitarbeiter in einem deutschen Labor, der ohne Handschuhe einen Affen untersucht. Ein UN-Soldat, der nach Haiti geht, um beim Wiederaufbau zu helfen. Oder eben ein Mann, der auf einer Busfahrt eine Fledermaus verspeist, um seinen Hunger zu stillen.

Und dann?

Einerseits ist die Menschheit zu Beginn des 21. Jahrhunderts besser vorbereitet auf Infektionskrankheiten als jemals zuvor. Die Zahl der Menschen, die an ihnen sterben, sinkt immer weiter. Manche Seuchen könnten bald ausgerottet werden, andere beginnen wir besser zu verstehen. Selbst Erreger, die bislang nicht auf den Menschen übergesprungen sind, werden erforscht. Gleichzeitig ist die Menschheit so anfällig für Krankheiten wie nie zuvor. Fast acht Milliarden Menschen leben heute auf der Erde, immer mehr von ihnen in riesigen Städten, gut vernetzt und so mobil wie nie zuvor. Sie dringen immer weiter vor in die abgelegensten Winkel der Welt und verändern sie in einem nie gekannten Maß.

Neue Seuchen werden kommen. Ob sie zur Katastrophe werden, wird vor allem davon abhängen, was am Ende überwiegt: Empathie und Erfindungsreichtum oder Ignoranz und Egoismus.

Lektüretipps

Jared Diamond: Arm und Reich. Die Schicksale menschlicher Gesell-
schaften. Frankfurt a. M. ⁹2015.

Stefan H. E. Kaufmann: Wächst die Seuchengefahr? Frankfurt a. M.
²2010.

Gina Kolata: Influenza. Die Jagd nach dem Virus. Aktualisierte Neu-
ausg. Frankfurt a. M. 2006.

David Quammen: Die neuen Seuchen. München 2015.

Philipp Roth: Nemesis. München 2015.

Maxime Schwartz / Annick Perrot: Robert Koch und Louis Pasteur.
Duell zweier Giganten. Darmstadt 2015.

Laura Spinney: 1918 – Die Welt im Fieber. München 2018.

Nathan Wolfe: Virus. Die Wiederkehr der Seuchen. Reinbek b. Hamburg 2012.